中国慢性阻塞性肺疾病患者健康教育指南

（2023）

编著　　国家呼吸医学中心（中日友好医院）
中国医师协会呼吸医师分会
中国医学科学院呼吸病学研究院
中国呼吸专科联合体

人民卫生出版社
·北京·

图书在版编目（CIP）数据

中国慢性阻塞性肺疾病患者健康教育指南 . 2023/
国家呼吸医学中心（中日友好医院）等编著 . —北京：
人民卫生出版社，2024.4（2025.1重印）
ISBN 978-7-117-36220-7

Ⅰ. ①中… Ⅱ. ①国… Ⅲ. ①慢性病－阻塞性肺疾病
－防治－指南 Ⅳ. ①R563.9-62

中国国家版本馆 CIP 数据核字（2024）第 083207 号

人卫智网	www.ipmph.com	医学教育、学术、考试、健康， 购书智慧智能综合服务平台
人卫官网	www.pmph.com	人卫官方资讯发布平台

中国慢性阻塞性肺疾病患者健康教育指南（2023）
Zhongguo Manxing Zusexing Feijibing Huanzhe
Jiankang Jiaoyu Zhinan（2023）

编　　著：国家呼吸医学中心（中日友好医院）
　　　　　中国医师协会呼吸医师分会
　　　　　中国医学科学院呼吸病学研究院
　　　　　中国呼吸专科联合体
出版发行：人民卫生出版社（中继线 010-59780011）
地　　址：北京市朝阳区潘家园南里 19 号
邮　　编：100021
E - mail：pmph @ pmph.com
购书热线：010-59787592　010-59787584　010-65264830
印　　刷：人卫印务（北京）有限公司
经　　销：新华书店
开　　本：710×1000　1/16　　**印张**：14.5
字　　数：245 千字
版　　次：2024 年 4 月第 1 版
印　　次：2025 年 1 月第 2 次印刷
标准书号：ISBN 978-7-117-36220-7
定　　价：65.00 元

《中国慢性阻塞性肺疾病患者健康教育指南（2023）》
编写委员会

黄　靓　　（重庆医科大学附属第一医院）

黄　可　　（中日友好医院）

贾存波　　（中日友好医院）

江瑾玥　　（重庆医科大学附属第一医院）

金东辉　　（湖南省疾病预防控制中心）

雷明盛　　（张家界市人民医院）

李　丽　　（大庆油田总医院）

李　莉　　（天津市海河医院）

李　薇　　（中日友好医院）

李　雯　　（浙江大学医学院附属第二医院）

李　颖　　（通化市人民医院）

李　峥　　（河北大学附属医院）

李杰红　　（中日友好医院）

李凯述　　（滨州市人民医院）

李梦聪　　（西安交通大学第一附属医院）

李一诗　　（重庆医科大学附属第一医院）

梁咏雪　　（昆明市延安医院）

林　云　　（桂林医学院第二附属医院）

刘　馗　　（华中科技大学同济医学院附属同济医院）

刘　燕　　（黔东南州人民医院）

刘骅漫　　（山东中医药大学附属医院）

刘丽君　　（白银市第一人民医院）

刘小丽　　（新疆生产建设兵团医院）

陆霓虹　　（昆明市第三人民医院）

马经平　　（荆州市中心医院）

毛　玮　　（广西壮族自治区疾病预防控制中心）

毛毅敏　　（河南科技大学第一附属医院）

美朗曲措　　（西藏自治区人民医院）

宁　康　　（山东省千佛山医院）

牛宏涛　　（中日友好医院）

潘　君　　（中日友好医院）

彭姚蝶　　（中日友好医院）

秦　鸿　　（上饶市人民医院）

曲木诗玮　　（中日友好医院）

任晓霞　　（中日友好医院）

石志红　　（西安交通大学第一附属医院）

时明慧　　（中日友好医院）

宋元林　　（复旦大学附属中山医院）

于连政　　（辽宁省疾病预防控制中心）
曾春芳　　（德阳市人民医院）
曾慧卉　　（中南大学湘雅二医院）
查震球　　（安徽省疾病预防控制中心）
张　玲　　（河北省胸科医院）
张　敏　　（赣州市人民医院）
张建勇　　（遵义医科大学附属医院）
张克香　　（武威市人民医院）
张齐龙　　（江西省胸科医院）
张晓菊　　（河南省人民医院）
张翊玲　　（贵州省人民医院）
张云辉　　（云南省第一人民医院）
赵　帆　　（中日友好医院）
赵　丽　　（中日友好医院）
赵　英　　（山西省疾病预防控制中心）
郑　扬　　（上海市疾病预防控制中心）
郑西卫　　（宁夏医科大学总医院）
钟节鸣　　（浙江省疾病预防控制中心）
周　蜜　　（重庆医科大学附属第一医院）
周　勇　　（黑龙江省疾病预防控制中心）
周金意　　（江苏省疾病预防控制中心）
庄锡彬　　（泉州市第一医院）
邹良能　　（厦门市第五医院）

慢阻肺患者编者　李景路

插　图　设　计　唐菁琳　马　蕙

前　言

　　慢性阻塞性肺疾病（简称"慢阻肺"）是最常见的慢性呼吸系统疾病之一，是与高血压、糖尿病等量齐观的重大慢性疾病。我国慢阻肺患者约有 1 亿人。然而，公众对于慢阻肺的了解仍远远不足，在面对各种平台，尤其是互联网上各种各样的"科普知识"时，往往无法辨别真伪。

　　慢阻肺是需要终身管理的慢性疾病，患者和家属充分发挥能动性，积极主动参与治疗，是使疾病得到有效控制的前提。慢阻肺知识不是医生的专利，而是患者的武器，患者要进行自我健康管理，就应掌握尽量多的慢阻肺知识。患者只有用丰富的慢阻肺知识武装自己，才能在这场对抗慢阻肺的持久战中取得胜利。

　　为了更好地向大众科普慢阻肺相关知识，我们组织了具有丰富临床和健康教育经验的医疗工作者们共同编写了这本科普书。本书采用问答的形式，解答公众关注的各类问题。内容丰富，涵盖了慢阻肺的危险因素、常见症状、必要检查、治疗措施以及患者日常生活中的注意事项等；针对性强，梳理总结了临床上慢阻肺患者最常咨询的问题；形式生动活泼，图文并茂，避免生僻、晦涩的名词，读者可轻松阅读并有所领会。我们还有幸邀请到了慢阻肺患者作为本书的编者，为使本书更有助于患者们阅读提出了宝贵意见。

　　建设"健康中国"，健康传播先行。诚挚地将此书献给慢阻肺患者及家属、慢阻肺高危人群以及关注慢阻肺的大众。愿读完此书，大家能有所收获，成为我们的战友，推动慢阻肺的管理向"促、防、诊、控、治、康"的健康管理新模式转变，让幸福呼吸不再是梦想！

王　辰

2023 年 9 月

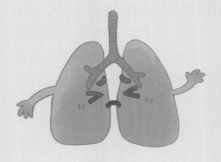

目　录

第一章

揭开慢阻肺的真实面目

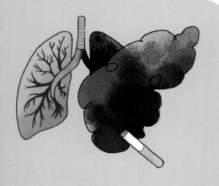

1. 慢阻肺——"沉默的杀手"

很多人在出现长期咳嗽、咳痰时，以为只是因为自己年纪大了，没有意识到这往往是慢阻肺的征兆，直到呼吸困难症状逐步加重，出现心血管疾病、骨骼肌功能障碍等并发症时才重视，而此时肺功能已经严重受损且不可逆。慢阻肺起病隐匿，常常让人措手不及，因此被称为"沉默的杀手"（图 1-1）。

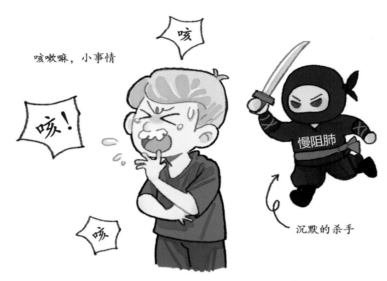

图 1-1　慢阻肺——"沉默的杀手"

慢阻肺全称为慢性阻塞性肺疾病，是一种常见的、可以预防和治疗的疾病，以持续呼吸困难和气流受限为特征，通常由明显暴露于有毒颗粒或气体引起的气道和 / 或肺泡异常所致。吸烟是慢阻肺最常见的危险因素，患者通常有咳嗽、咳痰、呼吸困难等症状（图 1-2）。

慢阻肺是全球最常见的慢性疾病之一，位居我国各单病种死亡人数第三位。我国 20 岁以上成人慢阻肺患病率为 8.6%，40 岁以上

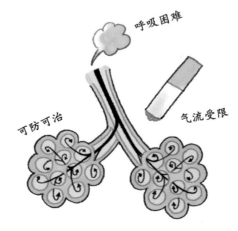

图 1-2　烟雾暴露导致气道和 / 或肺泡异常

成人慢阻肺患病率达 13.7%，患者总数近 1 亿。

　　虽然慢阻肺已经成为与高血压、糖尿病"等量齐观"的慢性疾病，但慢阻肺的"存在感"却一直很低，公众对慢阻肺的"不了解、不就诊、不治疗"、肺功能检查的不普及导致慢阻肺的"杀伤力"进一步增加（图 1-3）。

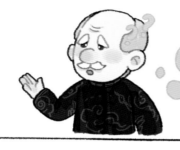

慢阻肺是什么？没听说过啊！

仅2.6%的慢阻肺患者知道自己的病情

全国仅12%的慢阻肺患者做过肺功能检查

肺功能检查，吸入支气管舒张剂后第一秒用力呼气容积/用力肺活量<70%可判断存在持续气流受限，是目前诊断慢阻肺的"金标准"

图 1-3　公众对慢阻肺认知不足

　　早期慢阻肺常无明显症状，但通过肺功能检查可早发现、早治疗，避免疾病加重，减轻家庭与社会负担。

【医生提示】

　　长期吸烟（包括吸二手烟）者，处于空气污染环境中或接触职业粉尘和化学物质者，有慢性咳嗽、咳痰和喘息症状者，以及有慢阻肺家族史者，每年体检时，建议增加一项肺功能检查。

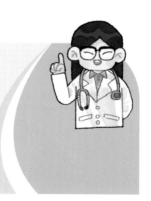

（杨　汀）

2. 慢性支气管炎、肺气肿是慢阻肺吗

日常生活中，我们经常听到慢性支气管炎、肺气肿。有些人认为慢阻肺就等同于慢性支气管炎、肺气肿，这种理解是不完全正确的（图1-4）。

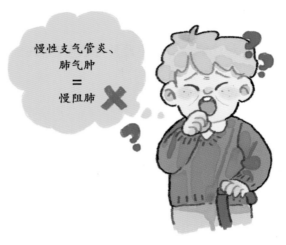

图1-4　慢性支气管炎、肺气肿并不能等同于慢阻肺

慢性支气管炎是气管、支气管黏膜和周围组织的慢性非特异性炎症，简单来说，就是气管或支气管"发炎"了。

气管、支气管是人体呼吸的通道，如果受到烟草、烟雾、有害粉尘或大气污染、病毒或细菌、气候变化等因素的长期刺激，会发炎肿胀，管内黏液分泌增多，支气管壁反复损伤与修复，发展为慢性支气管炎（图1-5）。

慢性支气管炎主要表现是反复咳嗽、咳痰，常在早晨比较明显，患者会咳出白色泡沫样的痰，甚至出现喘息、气急等症状。这些症状往往在秋冬季发生，一般每年持续3个月以上，连续2年甚至更长时间。

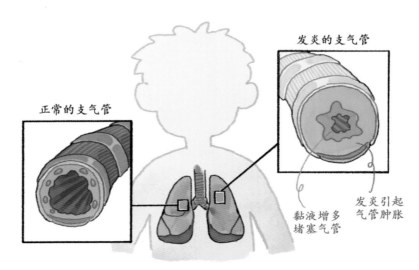

图1-5　正常及炎症状态支气管

　　肺气肿是一种肺部病变，简单来说就是小气道不通畅导致肺过度膨胀、充气，形成"气肿"了。

　　我们的肺部由2亿个肺泡组成，肺泡就像一个个"小气球"，开口连着一根根细小的支气管，串起来像"葡萄串"。"小气球"通过小支气管吸入和排出气体，我们吸入的氧气和呼出的二氧化碳就在"小气球"内完成气体交换，进入体内或从体内排出去。如果小支气管受损，管腔狭窄不通畅，人体呼气就会费力，空气排出困难，"小气球"进气容易排气困难，气体滞留在"小气球"里，造成过度充盈状态，"小气球"体积慢慢变大，就会形成肺气肿（图1-6）。此时"小气球"的气体交换功能下降，严重时会导致人体缺氧。

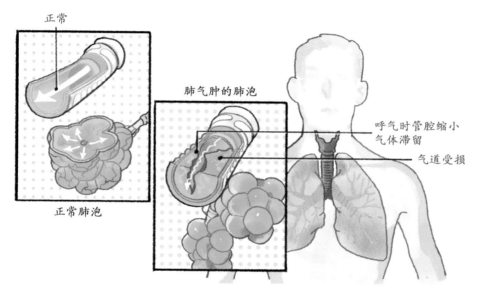

图1-6　正常肺泡及肺气肿的肺泡

　　肺气肿患者早期往往没有明显的自觉症状，仅在剧烈运动后出现呼吸困难、气短、胸闷。随着疾病进展，症状会逐渐加重，以至于在日常活动中，甚至休息时也会感到气短。

　　有些慢性支气管炎、肺气肿可能会发展为慢阻肺。慢阻肺的典型症状与慢性支气管炎、肺气肿很相似，也可以表现为慢性咳嗽、咳痰、呼吸困难，但慢性支气管炎、肺气肿并不一定就是慢阻肺。只有进行肺功能检查（图1-7），检查指标出现异常，发现气道不通畅，使用支气管舒张剂后，指标也

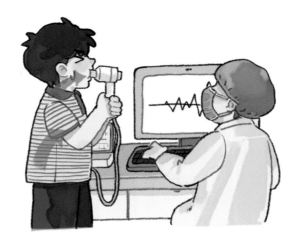

图 1-7　肺功能检查

不能恢复正常，证实存在持续性气流受限，才可以诊断为慢阻肺。如果只有慢性支气管炎和／或肺气肿，但是肺功能检查提示并不存在气流受限，那就不是慢阻肺。

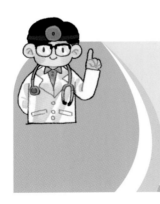

【医生提示】

　　慢阻肺可以合并有慢性支气管炎、肺气肿，但慢性支气管炎、肺气肿不一定是慢阻肺，当肺功能检查证实存在持续性气流受限时，才能诊断为慢阻肺。

（高　怡）

3. 如何早期识别慢阻肺

（1）**真正认识慢阻肺**：要想早期识别慢阻肺，首先要正确认识慢阻肺。慢阻肺好发于冬春季，表现为慢性咳嗽、咳痰、气短，临床症状没有特异性。虽然慢阻肺发病率高，但大家对其知晓率低，97.4% 的患者不知道自己患病。其实，慢阻肺是一种可预防、可治疗的疾病，如果早期诊治，能大大降低疾病的急性加重率，减少合并症。

（2）**牢记慢阻肺的高危因素**：预防慢阻肺，重点在于尽可能避免高危因素。那么，慢阻肺有哪些高危因素呢？

1）烟草：吸烟（包括被动吸烟）是慢阻肺最重要的环境致病因素（图1-8）。

2）燃料烟雾：柴草、煤炭等燃料产生的大量烟雾也是引起慢阻肺的重要原因（图1-9）。

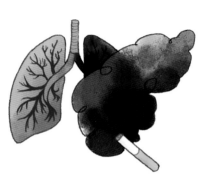

图1-8　烟草是慢阻肺最重要的环境致病因素

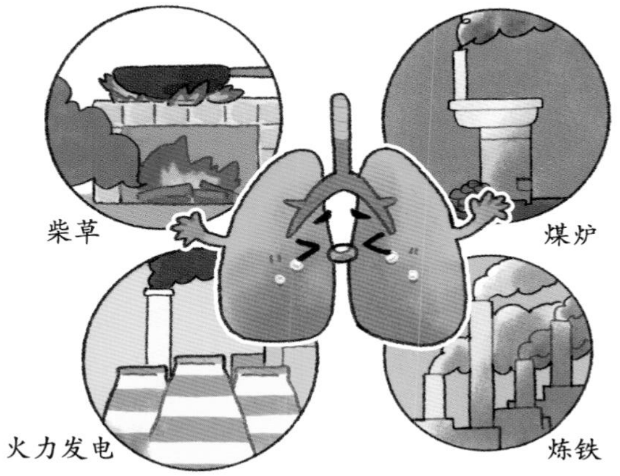

图1-9　燃料烟雾是慢阻肺重要致病因素

3）空气污染：空气污染物中的颗粒物质和有害气体会损伤支气管。

4）呼吸道感染：反复的呼吸道感染是慢阻肺发病和加重的重要因素。

5）其他：妊娠、出生和青少年时期暴露于有害因素，高龄、职业性粉尘接触史等可促进慢阻肺的发生。

（3）**重视慢阻肺的常见症状**：慢阻肺主要症状是咳嗽、咳痰和气短（图1-10），但有调查发现，无症状慢阻肺患者占42%，其中15%的患者肺功能损害已达中重度但仍无明显症状。许多患者由于多年吸

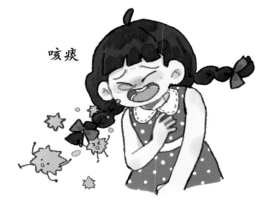

图1-10　咳痰是慢阻肺主要症状之一

烟，认为吸烟咳嗽是正常现象，等到出现气短、呼吸困难才去医院就诊，往往已经出现肺功能的不可逆受损。因此，对于慢阻肺的症状应当予以重视。

（4）**及时就诊，进行肺功能检查：**如果有慢阻肺高危因素暴露史，同时出现咳嗽、咳痰、呼吸困难等症状，应积极到医院就诊，进行针对慢阻肺的检查，尤其是肺功能检查，这是慢阻肺诊断的金标准，也能评估疾病的严重程度（图1-11）。

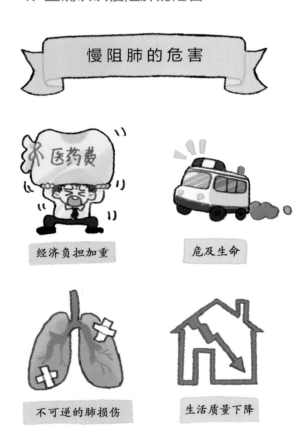

图1-11　肺功能检查

（王　玮）

4. 正确认识慢阻肺的危害

慢阻肺常被称为"沉默的杀手"，是全球第三大死亡原因。慢阻肺对人体健康危害严重，随着病情的进展，严重威胁患者的生命，影响患者的生活质量（图1-12）。

（1）**慢阻肺的呼吸系统症状，严重影响患者生活质量：**慢阻肺对呼吸功能造成损害，症状从咳嗽、咳痰到气短，再到憋气和胸闷，呈进行性发展。严重的患者最典型的症状就是呼吸困难、憋气，即使坐着或躺着不动也不行，有患者描述"憋气的感觉就像被人掐住了脖子"。慢阻肺同时会引起身体活动耐受力下降，患者慢慢出现不能快走、爬楼梯、干体力活、出门社交等，甚至基本生活需

慢阻肺的危害

经济负担加重

危及生命

不可逆的肺损伤

生活质量下降

图1-12　慢阻肺的危害

要依靠吸氧维持，不能自理，需要家人照顾。慢阻肺患者的身体健康状态和日常生活能力明显低于正常人，劳动能力和生活质量受到严重影响。

（2）慢阻肺导致其他健康问题，或合并其他疾病，雪上加霜

1）肺源性心脏病：慢阻肺逐渐进展会加重心脏负担，导致肺源性心脏病（简称"肺心病"）发作，引起心力衰竭、呼吸衰竭，甚至危及生命。

2）心脑血管疾病：是慢阻肺常见和重要的合并症，包括缺血性心脏病、心力衰竭、心律失常、高血压和周围血管疾病。

3）代谢疾病：由于氧气供应不足，身体的代谢功能也会受到影响，引起营养不良、体重下降、代谢综合征和糖尿病等健康问题。

4）焦虑和抑郁：因慢阻肺病程长，患者需长期治疗，花大量时间精力，这会对患者的情绪产生负面影响，引起焦虑、抑郁和社交障碍等心理问题。

5）肺癌：肺气肿和气流受限者发生肺癌风险较高，高龄和吸烟等危险因素进一步增大风险。

6）阻塞性睡眠呼吸暂停（OSA）：OSA 在慢阻肺患者中的患病率为 20%~55%，睡眠时血液中氧气含量下降更频繁，易并发呼吸衰竭和心功能不全。

（3）慢阻肺急性加重，增加患者住院次数和死亡风险，致残率及致死率高：慢阻肺患者在疾病发展的后期可频繁急性发作，咳嗽、咳痰、呼吸困难更加严重，常合并发热、感染等症状，致残率和病死率高。同时患有其他慢性合并症，如肺源性心脏病、心力衰竭等，死亡风险进一步增加。首次住院后，有 50% 的慢阻肺患者在 3.6 年内死亡，75% 的患者在 7.7 年内死亡（图 1-13，图 1-14）。

（4）慢阻肺给社会和个人带来沉重的经济负担：治疗慢阻肺对于家庭而言是不小的经济负担。数据显示，我国三级医院药物治疗慢阻肺患者的平均费用约为每年 2 万元，每次急性加重产生的住院费用约为 1.4 万元，患者每年住院大多 2 次以上。

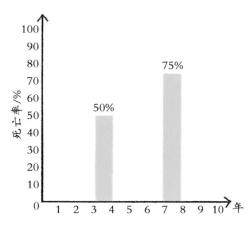

图 1-13　慢阻肺患者首次住院后死亡率

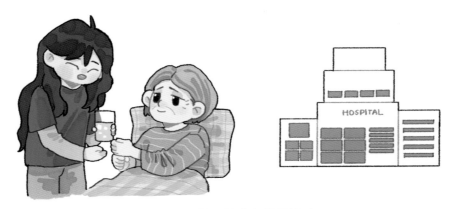

图 1-14　慢阻肺患者住院治疗

（钟节鸣）

5. 慢阻肺可以治愈吗

　　慢阻肺的"慢"指疾病长期存在，"阻"指气道阻塞。如果把气道比作一条条道路，气流就好比车流，道路变窄就会塞车，气道狭窄会导致气流进出肺不畅，并且导致肺内的一些分泌物排出不畅，从而引起胸闷、咳嗽、咳痰、呼吸困难等症状（图 1-15、图 1-16）。

　　慢阻肺通过规范的药物治疗和非药物干预，是不会影响日常生活和工作的。但在某些特定诱因影响下和自我管理不善时，慢阻肺会出现急性加重。

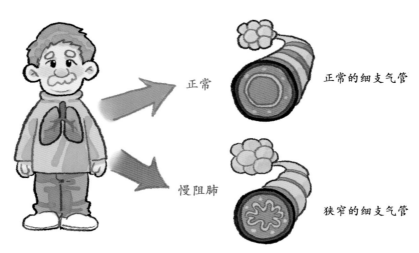

图 1-15　正常及异常的细支气管

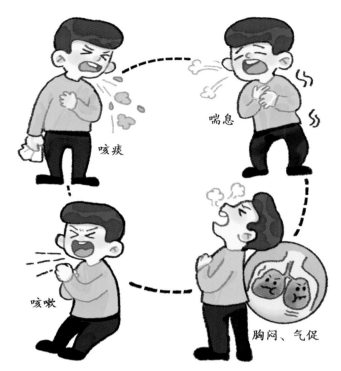

图 1-16 慢阻肺常见症状

反复急性加重会使气道狭窄呈进行性发展，即使病情缓解，气道功能也不能恢复到发病前的状态。正常人第 1 秒用力呼气容积每年会下降 30ml 左右，慢阻肺患者可能每年会下降 100ml 左右，较正常人下降程度要严重一些。慢阻肺就像高血压、糖尿病等疾病一样不能治愈。但是，这并不意味着慢阻肺就是"绝症"，它是可以通过长期规范管理得到控制的。

慢阻肺患者除了规范用药，在生活中还需要注意以下一些事项（图 1-17）：

（1）**减少接触有害烟雾：**戒烟，尽可能避开吸烟的场所，使用清洁能源，减少生物燃料暴露。

（2）**坚持肺康复训炼：**一动就喘，那干脆就不运动了——这是一些慢阻肺患者陷入的恶性循环。久坐不动会导致心肺功能、骨骼肌、神经功能进一步退化，一旦活动将喘得更严重。慢阻肺患者要根据自己的身体情况选择合适的运动（慢跑、散步、打太极拳等）。如果想进行规范的康复锻炼，可以请专科医生制订针对性的运动处方。

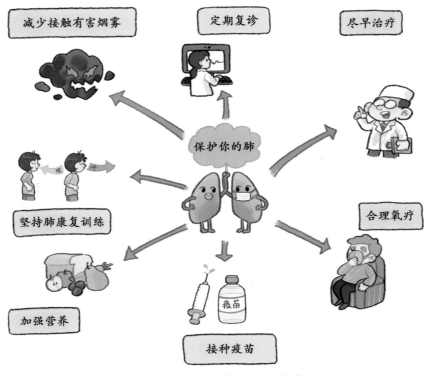

图 1-17　慢阻肺健康管理方式

（3）**合理氧疗：** 在氧饱和度低于 88% 时，需要进行家庭氧疗，每天 15 小时以上，流量不超过 3L/min。

（4）**加强营养：** 多食用富含优质蛋白、维生素、微量元素的食物，忌辛辣、忌烧烤、忌酒。

（5）**接种疫苗：** 在冬季来临之前注射流感疫苗和 / 或肺炎链球菌疫苗，有助于增强机体免疫力，预防呼吸道感染，预防慢阻肺急性加重。

（6）**避免感冒：** 注意防寒保暖，预防感冒。

（7）**坚持定期复诊：** 每年复查一次肺功能，门诊就诊评估病情。

目前我们治疗慢阻肺的目标不是根治，而是尽最大的努力消除或减少患者的不适表现，提高患者生活质量，使患者可以像正常人一样工作和生活。 患者应遵循医嘱，坚持长期规范管理，这样才能打赢对抗慢阻肺的持久战，与慢阻肺和平共处。

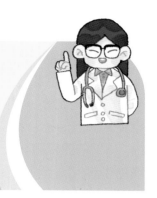

【医生提示】

　　坚持自我管理，建议每年定期复查肺功能，遵循医嘱规范用药，切忌自行减药停药，病情加重及时就医。

（马经平）

6. 年轻人可能得慢阻肺吗

　　目前，我国 60 岁及以上群体慢阻肺患病率超过 27%，40 岁及以上人群患病率为 13.7%，20 岁及以上人群的患病率也已达到 8.6%。常年"吞云吐雾"的不良习惯，使年轻人的肺功能不断下降，慢阻肺不再是老年人的专利。

　　（1）年轻人慢阻肺：一般情况下，人的肺功能在 20~25 岁时达到峰值。20~50 岁的人群如果达到慢阻肺的诊断标准，就要考虑为"年轻人慢阻肺"，包括成年早期从未达到正常肺功能峰值的患者和 / 或早期肺功能加速下降的患者（图 1-18）。

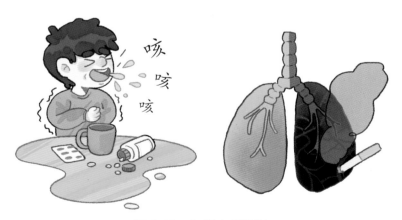

图 1-18　年轻人慢阻肺

（2）年轻人慢阻肺的危险因素（图 1-19）

1）烟草：吸烟，尤其是二手烟暴露，是慢阻肺的危险因素。因此，慢阻肺不是男性的专利，有长期被动吸烟史的女性也是慢阻肺的高危人群。

2）空气污染：空气污染物中的颗粒物（PM）和有害气体（如二氧化硫、二氧化氮等）对支气管黏膜有刺激和细胞毒性作用。尤其是儿童，更容易受到大气污染的影响，导致成年后肺功能过早下降。

3）职业暴露：长时间暴露于高浓度的职业性粉尘（如煤尘、棉尘）中，容易引起气流受限；女性慢阻肺的发生很可能与烹饪过程中吸入烟雾有关。

4）肺发育异常：出生时低体重、营养不良、儿童早期严重呼吸道感染、母亲妊娠期吸烟等，都有可能造成个体在肺发育过程中的缺陷，导致成年后早期出现肺功能受损，增加慢阻肺的发生风险。

5）基础疾病控制不佳：幼时起病的慢性呼吸道疾病，如支气管哮喘、慢性支气管炎等，如控制不佳可增加慢阻肺的发生风险。

6）家族史及反复感染：有呼吸系统疾病家族史和/或早年疾病事件（包括 5 岁之前住院）。

7）低体重指数（BMI）：低 BMI 亦会使慢阻肺的患病风险升高。

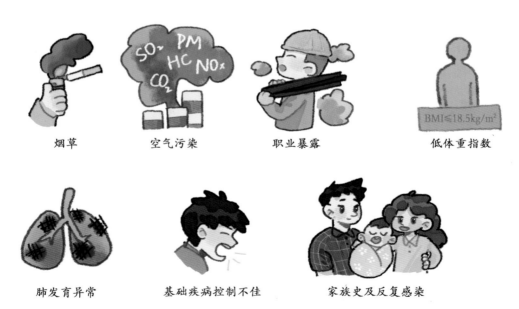

| 烟草 | 空气污染 | 职业暴露 | 低体重指数 |

| 肺发育异常 | 基础疾病控制不佳 | 家族史及反复感染 |

图 1-19　年轻人慢阻肺的危险因素

（3）应对措施

1）早期预防，每年检查肺功能：有上述危险因素的人群应尽早进行肺功能检查，早期患者症状不明显，肺功能检查是发现年轻人慢阻肺最有力的工具。

2）戒烟和避免二手烟暴露：戒烟，同时要尽可能地避开吸烟的场所。

3）减少职业性粉尘以及有害气体的暴露：避免前往明显存在大量职业性粉尘和有害气体的场所，从事相关行业的人群无论年龄大小都一定要注意日常工作时的防护。

4）预防婴幼儿和儿童期的呼吸道感染：重视婴幼儿和儿童的呼吸道感染性疾病的诊疗。

5）积极治疗原发病：积极控制原发病，及时接受规范化治疗，延缓疾病进展。

6）加强防护：职业性粉尘暴露人群要加强工作防护，定期监测肺功能。

总之，慢阻肺并不是老年人的专利，年轻人也可以得慢阻肺。应该注重肺功能检查。

（王凌伟）

7. 慢阻肺会影响寿命吗

慢阻肺是导致我国居民寿命损失的主要原因，这样看的话，慢阻肺对寿命是有一定影响的。但大家不必惊慌，慢阻肺患者之间的差异会影响个人的预期寿命。

慢阻肺的患病过程一般呈进行性发展，患者的肺功能一开始会慢慢地下降，随后逐渐出现活动后胸闷、气喘、呼吸困难等症状，如果没有得到良好的治疗与护理，随着病情的进展，可继发呼吸衰竭、肺源性心脏病、心力衰竭等严重的并发症，此时患者的生存时间也会受到明显的影响，特别是重度慢阻肺患者，其生存时间会缩短，生活质量直线下降。

如果进行规范的治疗，如戒烟，进行呼吸肌功能锻炼、氧疗，长期规范合理用药，配合必要的对症处理，慢阻肺患者的病情会处于相对稳定的状态，病情的进展也会因此延缓，从而大大减少慢阻肺对患者寿命的影响。所以，慢阻肺的早期发现与早期治疗是延长患者寿命、提高患者生活质量的关键。

不同人群的预期寿命存在差异。大部分由慢阻肺导致的寿命损失是由于发现较晚、治疗不及时与治疗不规范等原因，从而导致慢阻肺急性加重并合并其他并发症。因此，慢阻肺患者的寿命长短不一，积极合理的治疗是能改善患者生活质量和预后的。

所以，进行积极正确的治疗和护理，保持健康的生活方式，饮食均衡，适量运动，保持健康体重，避免过量饮酒或吸烟，并保持良好心态，慢阻肺患者也可以过上正常的生活，寿命与常人无异。有的患者甚至因为患有慢阻肺而改正了不良习惯，坚持合理膳食，从而延长了寿命，也拥有了更高的生活质量。

（谭　强）

第二章

慢阻肺到底是如何得来的

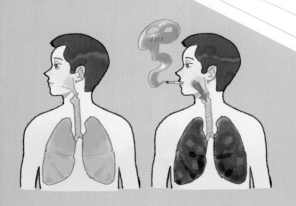

1. 哪些人易患慢阻肺

在了解了什么是慢阻肺之后，我们就面临一个问题：什么样的人容易得慢阻肺呢？我们只有了解了哪些人容易得这个病，才有可能从生活中各个方面去避开那些危险因素，保持健康的生活方式，从而实现预防慢阻肺。

慢阻肺容易"找上"有下列情况的人。

（1）**年龄 >35 岁**：慢阻肺常见于 35 岁以上的群体，一是因为随着年龄的增加，接触的危害因素增多，二是因为肺功能的下降。

（2）**吸烟或长期接触"二手烟"**：吸烟是慢阻肺最重要的危险因素，无论是吸烟者本人，还是被动吸二手烟、三手烟的人，肺部都会遭到烟雾中有毒物质的损害，久而久之发展成为慢阻肺（图 2-1）。

（3）**有慢阻肺家族史**：慢阻肺不是遗传病，但慢阻肺患者的子女患慢阻肺的风险比别人要大。

（4）**营养状况较差，体重指数较低**：保持健康的体魄至关重要，尤其是老年人营养供应更要充足，避免盲目追求"减肥"，导致肺功能受到影响，引起慢阻肺（图 2-2）。

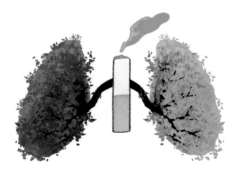

图 2-1　吸进的是香烟，燃烧的是生命

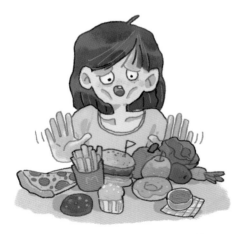

图 2-2　营养状况影响肺功能

（5）**在婴幼儿时期反复患下呼吸道感染或者胎儿时期肺发育不良**：现代医学观点认为慢阻肺的发生可以追溯到胎儿时期，因此孕期的不良事件，婴幼儿时期反复发生呼吸道感染，都会导致肺发育异常，年老后容易罹患慢阻肺。

（6）**患有某些特定疾病，如支气管哮喘、过敏性鼻炎、慢性支气管炎、肺气肿等：**部分呼吸系统疾病如果长期没有得到正确的诊断和治疗，病情会逐渐加重并蔓延到下呼吸道，引起慢阻肺。

（7）**处于空气污染严重地区，长期从事接触粉尘、有毒有害化学气体、重金属等的工作（图2-3）：**空气中的 PM$_{2.5}$ 和粉尘、重金属会沉积到肺部，对支气管和肺的细胞产生不可逆转的损害，从而引起慢阻肺。

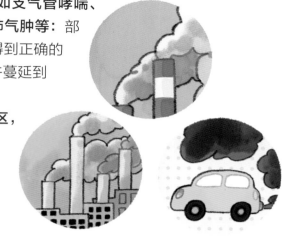

图 2-3　空气污染是慢阻肺的危险因素

（8）**居住在气候寒冷、潮湿地区以及使用燃煤、木柴取暖做饭：**气候也是导致慢阻肺产生的重要原因，人体呼吸道与外界相通，冷空气和木柴燃烧中的颗粒物对肺影响较大，最终参与慢阻肺的发生。

（褚　旭）

2. 慢阻肺会遗传吗

慢阻肺病因非常复杂，是由遗传易感性和环境因素相互作用而引起的一种异质性疾病。虽然其确切的病因及发病机制不甚明了，但遗传流行病学研究结果显示，慢阻肺是一种多基因疾病，遗传因素对于慢阻肺的发生起着重要的作用，某些遗传因素可增加慢阻肺发病的危险性（图2-4）。国外有报道，慢阻肺的发病机制包括 *SERPINA1* 基因突变导致 α1- 抗胰蛋白酶缺乏，能够造成慢阻肺，与非吸烟者的肺气肿形成有关。一些其他的基因突变也与肺功能下降和慢阻肺发生风险有关。在

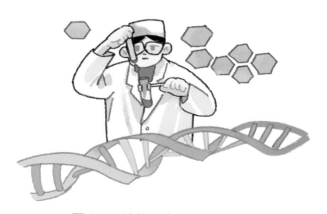

图 2-4　遗传因素可影响慢阻肺

我国，α1- 抗胰蛋白酶缺乏引起的肺气肿迄今尚未见正式报道，在西方国家相对多见。

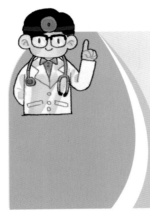

【医生提示】

　　吸烟是导致慢阻肺最重要的环境危险因素（图 2-5），具有基因易感性的人吸烟或曾经吸烟都会使肺功能明显下降。慢阻肺作为一种多基因疾病是可以预防的，只要尽量避免暴露于典型的环境危险因素中，如吸烟、职业性粉尘接触等，就可以保持健康的肺功能水平。

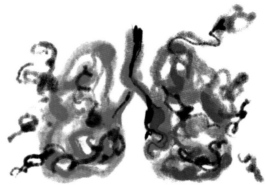

图 2-5　吸烟是慢阻肺重要的环境危险因素

　　科学研究发现，慢阻肺有家族聚集倾向（图 2-6），若父母或兄弟姐妹患有慢阻肺，本人将来患慢阻肺的风险会有所增加，但更多的是与家庭的生活习惯有关，如长期吸烟或吸二手烟、三手烟。若做好防护措施，慢阻肺患者的子女也不一定都会患病，而且慢阻肺患者的后代也无固定发病规律。

　　慢阻肺的发生更多地还是与吸烟、室内外空气污染、接触有害气体等危险因素有关。另外，14 岁之前有呼吸道感染（肺炎）是成年期慢阻肺的危险因素，这与儿童时期肺脏未发育完全有关，因此，儿童时期一定要预防反复发生肺部感染。

　　总体来说，慢阻肺并不是一种简单的遗传病，发病是由多种因素引起，吸烟是导致慢阻肺最重要的环境危险因素，具有基因易感性的人吸烟或曾经

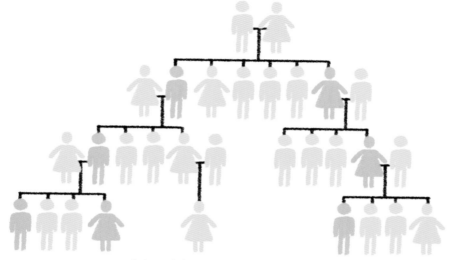

黄色：健康人群　　蓝色：慢阻肺患者

图 2-6　慢阻肺有家族聚集倾向

吸烟都会使肺功能明显下降。相信随着科学的发展，能找出更明确的发病机制，从而采取更有效的治疗方法。

（张　玲）

3. 吸烟为何会引起慢阻肺

慢阻肺主要表现为慢性支气管炎及肺气肿相关病理变化，导致呼气气流受阻，患者感到呼吸费力，早期无明显症状，中后期主要症状为慢性咳嗽、咳痰、呼吸困难（图 2-7）。人们常说的慢性支气管炎、肺气肿，是导致慢阻肺的最常见疾病。

在慢阻肺发病原因中，吸烟是"头号杀手"。吸烟时间越长，吸烟量越大，患病风险也越大。据统计，每日吸烟 40 支以上者，慢性支气管炎的患病率高达 75.3%，吸烟超过 30 年的烟民更是慢阻肺高发人群。那么吸烟是如何导致慢阻肺的呢？（图 2-8）

（1）烟草燃烧的烟雾中有上千种化学物质，其中有几百种是有毒有害物质（图 2-9）。每吸一支烟，就等于同时吸入这上千种化学物质，其中主要有焦油、尼古丁和一氧化碳。吸入肺中的烟被肺泡和黏膜吸附，很多没完全燃烧的炭渣和灰尘堆积在肺里，就形成了所谓的"黑肺"（图 2-10）。

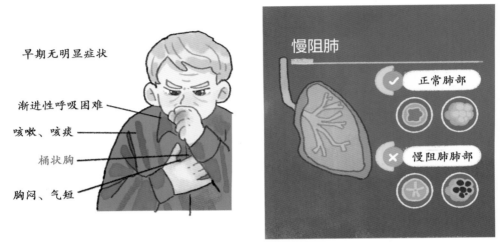

图 2-7　慢阻肺早期症状和肺部表现

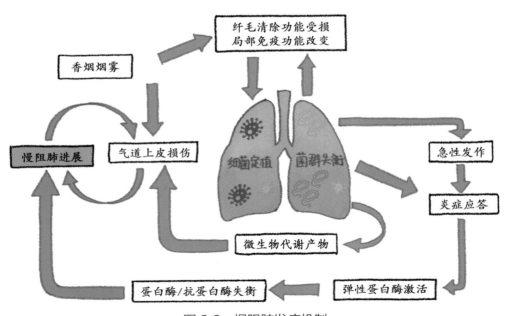

图 2-8　慢阻肺发病机制

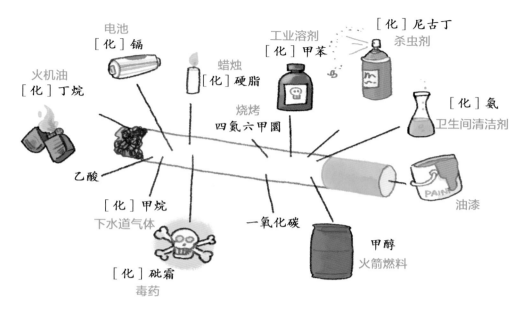

火机油
[化] 丁烷

电池
[化] 镉

蜡烛
[化] 硬脂

工业溶剂
[化] 甲苯

[化] 尼古丁

杀虫剂

[化] 氨
卫生间清洁剂

烧烤
四氮六甲圜

乙酸

[化] 甲烷
下水道气体

一氧化碳

甲醇
火箭燃料

油漆

[化] 砒霜
毒药

图 2-9　烟草烟雾含多种有毒有害物质

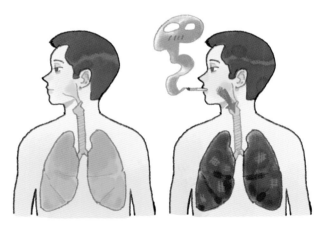

图 2-10　吸烟导致肺部结构破坏

（2）烟草破坏影响的主要是支气管的微观结构——纤毛。正常气管壁分布着大量纤毛，纤毛通过规律摆动，排出吸进去的尘埃、病原体。烟草让纤毛变短、变少，摆动不再有力，不能及时完成清洁（图 2-11）。

（3）吸烟可使肺泡中吞噬有害菌的吞噬细胞减少，导致呼吸道上皮细胞变性、坏死，细菌和病毒等病原体寄生，肺泡里面的有害气体滞留，整个肺泡会过度扩张、膨胀，肺泡膨胀得越大，弹力网被破坏越严重，向全身输送

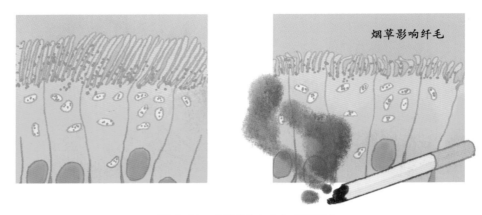

图 2-11　吸烟影响支气管纤毛

氧气的能力下降，会造成机体慢性缺氧，长期如此会导致肺气肿，再进一步则发展成慢阻肺（图 2-12）。

吸 烟 与 肺 气 肿

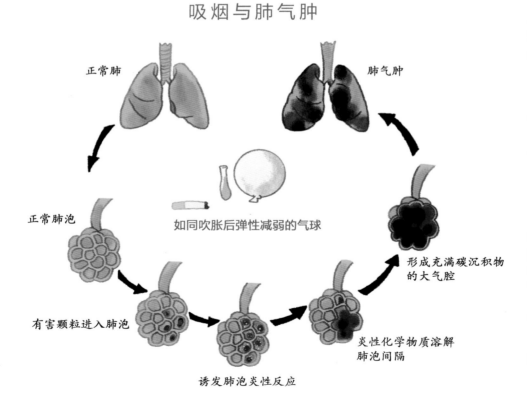

图 2-12　吸烟导致肺气肿

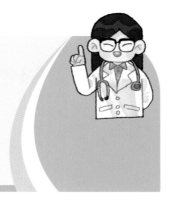

【医生提示】

　　长期吸烟的人有慢性咳嗽，如果超过3个月不见好转且抗感染、止咳治疗无效，最好到医院进行肺部CT及肺功能检查，并且开始戒烟。吸烟量越大、吸烟年限越长、开始吸烟年龄越小，慢阻肺发病风险越高。

（刘小丽）

4. 二手烟接触也会引起慢阻肺吗

　　（1）什么是二手烟： 二手烟接触也称被动吸烟，是指吸入吸烟者喷出的烟雾。二手烟包括两种烟雾，一种是吸烟者喷出的烟雾，叫主流烟；另一种是香烟自发燃烧时产生的烟雾，叫侧流烟（图2-13）。

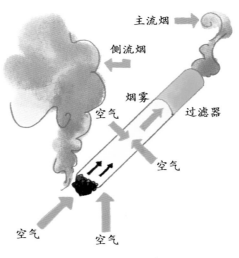

图2-13　二手烟

　　（2）二手烟——"隐形的杀手"： 慢阻肺是临床常见的疾病，很多人认为它是一种老年性疾病，但实际上，慢阻肺既可以发生在老年人中，也可以发生在一些年轻人中。慢阻肺最重要的病因是吸烟。二手烟同样也可以引起慢阻肺，因为吸入二手烟和直接吸烟一样，也吸入了烟草含有的有毒及致癌物质（图2-14）。

　　烟草含有几千种化学物质，随着烟草的燃烧，这些物质被释放到空气中，形成一些很小而且有害的颗粒物。一些人认为，二手烟仅仅是吸烟者吐出的烟，而忽略了烟草本身燃烧产生的烟雾也属于二手烟。吸一根烟也许只需要几分钟，但二手烟会长时间地残留在空气中，对身体的危害也更大。

　　此外，中国是二手烟问题最严重的国家之一，大概70%的成年人每周都会暴露在二手烟环境中，包括办公室、公交、地铁、餐饮场所、娱乐场所

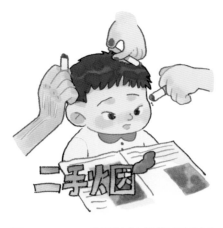

图 2-14　二手烟接触是慢阻肺重要的危险因素

等。每天被动吸入 15 分钟二手烟 1 年对身体的危害等同于主动吸烟。长期吸入二手烟除了会导致慢阻肺，还会加速皮肤老化，引起免疫力降低、记忆力减退，以及引起各类疾病和癌变，如肺癌、冠心病、乳腺癌、脑卒中等（图 2-15）。

（3）**如何预防吸入二手烟**：减少二手烟的毒害，无烟环境很重要。减少二手烟带来的伤害需要做到以下五点（图 2-16）：

1）在室内公共场所看到有人抽烟，尝试劝说他们去吸烟区吸烟。

2）发现室内曾有人吸烟，记得开门开窗，保持空气流通。

3）如果你曾在吸烟环境中，回家后及时换洗衣服冲个澡，以免烟草有害物质残留。

4）平时多运动，多吃富含胡萝卜素和维生素 C 的新鲜蔬菜、水果，这些食物可以帮助清除二手烟进入人体后产生的自由基，从而减少伤害。

5）劝诫家人、亲朋好友尽早戒烟，营造健康生活环境。

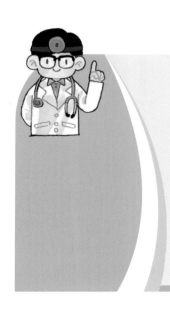

【医生提示】

烟草中含有上千种有害物质，吸二手烟和一手烟的危害是一样的，不吸烟人群若长期接触二手烟同样会增加患慢阻肺风险；吸二手烟开始年龄越小，吸入量越大，吸入时间越长，慢阻肺的发病风险越高。二手烟暴露并没有所谓的安全水平，室内完全禁止吸烟是避免二手烟危害唯一有效的方法。避免二手烟接触后慢阻肺的发病风险会降低，而且避免二手烟接触后慢阻肺的病情会缓解。

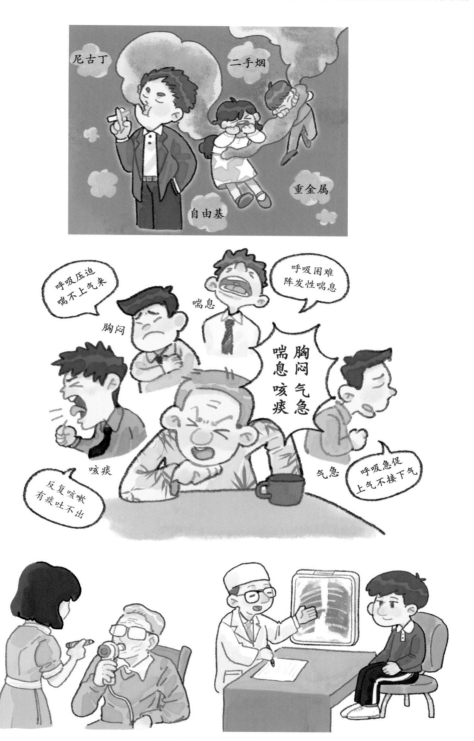

图 2-15 二手烟的危害

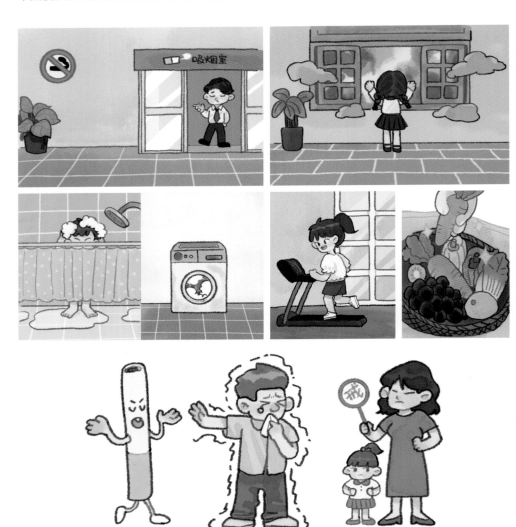

图 2-16　预防吸入二手烟

（杨艳娟　郑西卫）

5. 吸电子烟安全吗

（1）**什么是电子烟：**电子烟是一种模仿卷烟的电子产品（图 2-17），通过加热液体产生可吸入的气溶胶。电子烟与卷烟有相近的外观、烟雾、味道和感觉，成为很多资深烟民的香烟替代品。

电子烟通常含有尼古丁、添加剂、香料和化学物质（图 2-18），一些声称不含尼古丁的产品也被发现含有尼古丁。

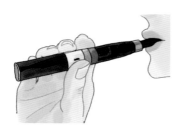

图 2-17 电子烟

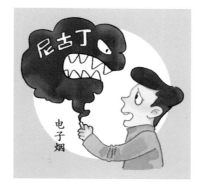

图 2-18 电子烟通常含有尼古丁

（2）电子烟有害吗： 有充分证据表明，电子烟是不安全的，只要吸入，就会对身体产生伤害（图 2-19）。电子烟具有以下危害。

1）增加慢阻肺、肺癌、心血管疾病及其他与吸烟有关疾病的发病风险。

2）电子烟中的尼古丁非常容易让人上瘾，会使青少年更容易使用卷烟。

3）电子烟中的尼古丁会对儿童青少年的大脑发育、注意力、学习、情绪波动产生影响。

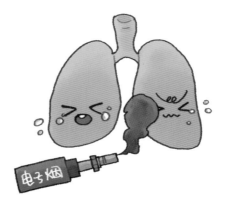

图 2-19 电子烟同样会对肺部造成损害

4）孕妇接触尼古丁会对胎儿的大脑发育产生不良影响，并可能导致胎儿心血管疾病。

5）部分电子烟存在一定的安全风险，如儿童意外接触或吞下有毒的电子液体，劣质电池爆炸或故障造成烧伤等。

（3）电子烟比传统卷烟的危害小吗： 没有任何科学可信的证据证明电子烟比卷烟更安全。卷烟和电子烟含有相同的有害物质，都对健康构成威胁，最安全的方法是两者都不用（图 2-20）。虽然电子烟气溶胶中有害物质的数量和含量可能低于卷烟烟雾，但电子烟气溶胶中某些有害重金属及甲醛的浓度高于传统卷烟烟雾。此外，电子烟会含有和产生卷烟中没有的新的有毒物质。不同电子烟产生的有毒物质含量可能有巨大差异，有时甚至比卷烟烟雾中的含量高。

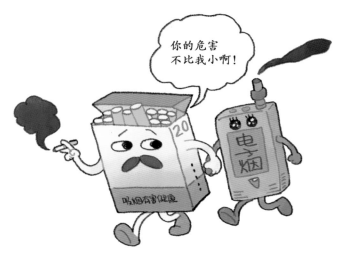

图 2-20　电子烟同样对健康构成威胁

（4）电子烟可以帮助戒烟吗： 不建议将电子烟作为戒烟辅助手段（图 2-21）。如果真的想要戒烟而戒不掉，可以求助戒烟门诊，进行药物治疗或是行为咨询干预等。建议吸烟者在医生的指导下合理使用戒烟药物提高戒烟成功率，而不是使用电子烟戒烟。

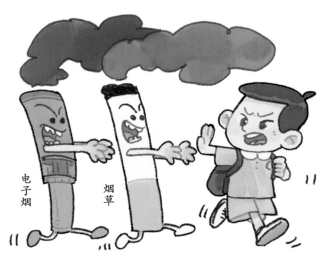

图 2-21　拒绝烟草及电子烟

（查震球）

6. 不吸烟的人会得慢阻肺吗

众所周知，吸烟是慢阻肺主要的患病原因，吸烟者慢阻肺的发病率是不吸烟者的 2~4 倍。不吸烟的人同样也会患慢阻肺，这是为什么呢？这得从慢阻肺患病原因说起，了解这些患病原因，早期进行干预至关重要，能够有效降低慢阻肺的患病风险。

（1）二手烟：我国现在吸烟者为 3.01 亿，是世界上吸烟者人数最多的国家。全球成人烟草调查显示，我国约有 5.56 亿成人非吸烟者每周至少有一天接触过二手烟，加上 1.8 亿遭受二手烟的儿童，我国约有 7.4 亿不吸烟者遭受二手烟的危害（图 2-22）。所以，不吸烟的人不等于没遭受烟草的危害。

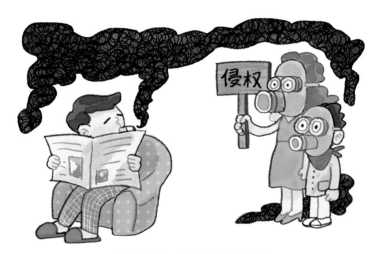

图 2-22　二手烟危害严重

（2）燃料危害：我国是农业大国，农村的燃料主要是煤或柴草，牧区以牛粪等为主。燃料燃烧后产生严重的空气污染。调查显示，农村的慢阻肺患病率明显高于城市，与生物燃料的使用明显相关（图 2-23）。

（3）空气污染：随着工业化进程加快，空气污染也越来越重，"雾霾"现在已成为家喻户晓的空气污染的代名词，雾霾中含有大量的颗粒物（如 $PM_{2.5}$）和有害气体（如二氧化硫、一氧化碳等），对支气管黏膜有较强的刺激作用，而且空气中 $PM_{2.5}$ 非常容易沉积在肺泡中，久而久之，慢阻肺患病风险明显增加（图 2-24）。

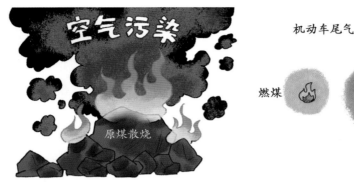

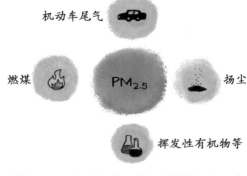

图 2-23　生物燃料是慢阻肺的危险因素　　图 2-24　空气污染是慢阻肺的危险因素

（4）**遗传因素：**慢阻肺有一定的遗传易感性，有家族史的人群患病风险明显增加。

（5）**感染因素：**呼吸道感染是慢阻肺的重要危险因素，反复呼吸道感染导致慢性支气管炎，逐渐发展至肺气肿，如不早期干预，随着肺功能的下降，最终会发展成慢阻肺（图 2-25）。

（6）**职业性粉尘：**有一些特殊行业会直接接触粉尘，如从事煤炭相关工作者、泥瓦工、水泥工、大理石切割工等。由于粉尘量较大，且粉尘颗粒细小，特别容易沉积在肺泡内，同时对支气管黏膜有一定的刺激作用，长时间接触可导致慢阻肺的发生（图 2-26）。

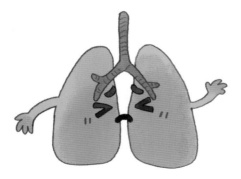

图 2-25　肺部受损

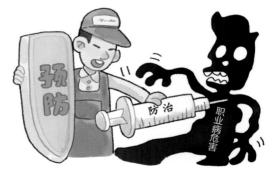

图 2-26　应积极预防职业性粉尘接触

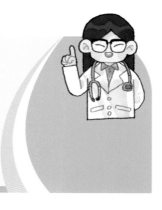

【医生提示】

　　不吸烟的人同样会得慢阻肺，而且致病原因较多，如果在生活及工作中有以上危险因素，一定要提前做好预防措施，如果有长期的咳嗽、咳痰、喘息等症状，请及时到医院就诊，以免延误病情。

（王晓平）

7. 慢阻肺症状和季节有关吗

　　慢阻肺常见的症状包括咳嗽、咳痰、活动后气短或呼吸困难等，很多慢阻肺患者上述表现会受到天气变化的影响（图 2-27）。慢阻肺症状与季节有关。

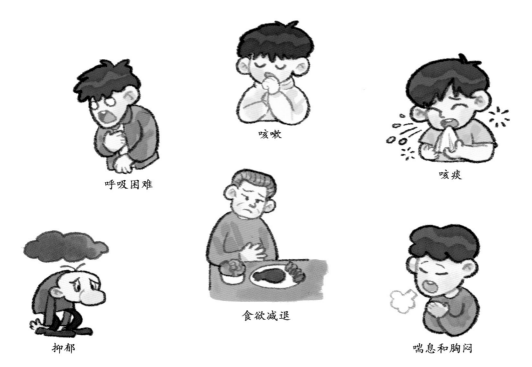

图 2-27　慢阻肺患者可出现多种症状

秋冬季节是呼吸系统疾病的高发期。冬天气温较低，寒冷空气可以刺激气道黏膜上的腺体，导致腺体黏液分泌增多、纤毛运动减弱，气道黏膜的血管在寒冷刺激下处于收缩状态，使气道黏膜局部血液循环存在障碍，气道黏膜无法得到充足的血液供应而出现功能紊乱，导致慢阻肺加重。

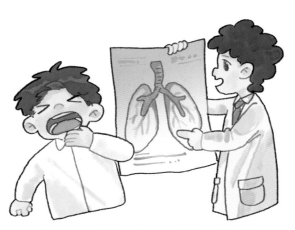

流行病学研究也发现，冬季慢阻肺加重的患者数量明显多于夏季（图 2-28），这可能与冷空气所致的肺功能相对下降有关，每日平均气温每降低 1℃，慢阻肺患者症状的平均加重率就会增加 0.8%，且当每月的平均气温低于 5℃时，老年慢阻肺患者症状的急性加重率会明显升高。

图 2-28 慢阻肺患者冬季症状易加重

除了低温对慢阻肺病情有一定影响外，温度过高也是慢阻肺加重的危险因素之一。当气温超过 29℃时，每增加 1℃，慢阻肺患者症状的加重率会增加 7.2%。这可能与机体长期暴露在高温环境下所致的体温调节失常影响呼吸系统有关。当气道接触高温高湿度的气体时，可能会启动胆碱能途径导致支气管收缩，导致慢阻肺急性发作。

总的来说，低温对慢阻肺病情影响较大。秋冬季气温变化大，早晚冷，容易受凉感冒，所以积极预防和治疗上呼吸道感染是减少慢阻肺急性加重的重要手段。慢阻肺患者外出应注意保暖，及时添衣，避免在气温低的清晨或晚间外出活动。同时应避免去人流集中的地方，回来后勤洗手。一旦感冒，多喝水，多休息，多吃水果，可适当补充维生素 C（图 2-29）。有条件的患者可在季节交替时提前注射流感疫苗、肺炎疫苗、呼吸道合胞病毒疫苗等（详见第六章问题 21、22）。

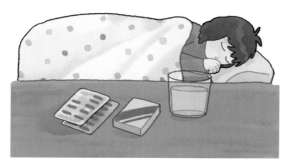

（刘　旭）

图 2-29 慢阻肺患者感冒家庭治疗措施

8. 儿童时期哪些因素与成年后患慢阻肺有关

慢阻肺的发生是环境因素和遗传因素相互作用造成的，这种相互作用伴随着我们的一生，可能会对我们的肺造成损害，或者改变肺的正常发育或衰老过程。

吸烟是慢阻肺发生的最常见危险因素，但部分慢阻肺患者从不吸烟，儿童时期接触不良环境或存在不利的生活条件（图 2-30、图 2-31），是非吸烟者发生慢阻肺的重要危险因素。

（1）**严重呼吸道感染：**儿童时期反复或严重的呼吸道感染，容易导致儿

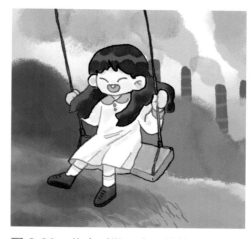

图 2-30　儿童时期不良环境接触是慢阻肺危险因素

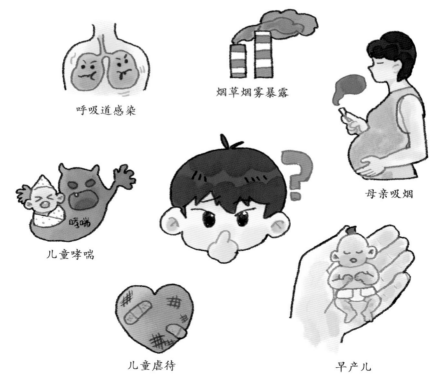

呼吸道感染

烟草烟雾暴露

母亲吸烟

儿童哮喘

儿童虐待

早产儿

图 2-31　儿童时期与成年后患慢阻肺相关危险因素

童肺部出现慢性炎症和呼吸道黏膜的损害，导致成年后慢阻肺发病风险的增加。

（2）**儿童哮喘**：患哮喘的儿童在生命早期就开始出现了肺功能的损害。一项研究表明，患有哮喘的儿童患慢阻肺的风险远高于吸烟者患慢阻肺的风险。

（3）**母亲吸烟**：早期生命生长发育阶段是肺发育和生长的关键时期。在这个阶段（包括在子宫内和儿童早期），母亲吸烟这一暴露危险因素会损伤肺部黏膜，导致患慢阻肺风险及严重程度增加。

（4）**儿童时期受虐待**：研究表明，吸烟和精神症状是儿童时期受虐待与患慢阻肺之间相关联的潜在因素。人们倾向于通过吸烟来帮助自己应对早期的受虐待经历。另外，与儿童虐待相关的创伤可能导致身体病理反应，这些改变可能导致免疫功能受损，从而增加儿童青少年时期呼吸道感染的风险，进一步增加患慢阻肺的风险。

（5）**低出生体重或早产**：早产儿的肺更有可能发育不成熟，早产儿易患各种短期和长期的呼吸系统疾病，甚至有较高的死亡风险。此外，早产是支气管、肺发育不良的主要危险因素，并被发现与成年后患慢性呼吸道疾病的风险增加有关。低出生体重可能会使得儿童存在肺发育的潜在劣势，这可能使他们更容易患慢阻肺。

（6）**烟草烟雾暴露和社会经济地位低下**：在许多受有害物质和感染暴露影响的社区，5岁及以下的儿童容易出现咳嗽、咳痰和喘息的呼吸道症状，并经常发生呼吸道感染，可能对肺功能产生持久影响；另外，拥挤的生活空间和营养不良也导致反复感染的风险增加。这些都会相应增加成年后患慢阻肺的风险。

增加对儿童肺部健康知识的了解，早期发现可能导致慢阻肺的风险，可以降低成年后患慢阻肺的概率或减少发生重度慢阻肺的可能性。

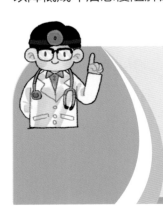

【医生提示】

通过采取措施减少反复呼吸道感染的风险和影响，优化儿童哮喘等呼吸道疾病的管理，降低早产的概率，并确保充足的饮食和健康的生活条件，来改善儿童肺部健康，降低成年后慢阻肺发生的风险。

（邢春燕）

9. 为什么贫穷的人容易得慢阻肺

慢阻肺除了与生活条件以及气候有关系以外，较低的社会经济地位与慢阻肺的患病风险增加密切相关，因而慢阻肺有"贫穷病"之说（图2-32）。

为什么会得慢阻肺？

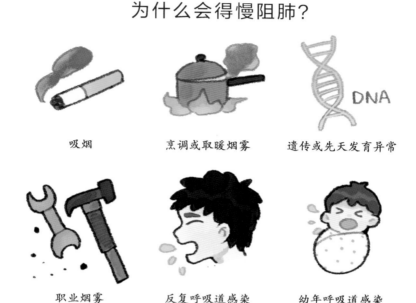

吸烟　　　　烹调或取暖烟雾　　　遗传或先天发育异常

职业烟雾　　　反复呼吸道感染　　　幼年呼吸道感染

图 2-32　慢阻肺危险因素

（1）**吸烟**：我国经济不发达地区吸烟人群更多，而吸烟人群家庭贫困的概率也更大。吸烟通过收入降低和医疗花费增多两条路径导致或加剧贫困。反过来，贫困导致的困境又会引起贫困家庭的高吸烟率，进而形成吸烟 - 贫困的恶性循环。长期吸烟是导致慢阻肺的危险因素。吸烟会损伤气道黏膜，一方面会削弱排痰功能，另一方面阻塞细支气管影响肺功能。

（2）**生物燃料与污染暴露**：许多贫困家庭使用传统的燃料，如木材、干畜粪及煤炭等，烹饪时也没有抽油烟机，这些会造成室内空气污染，通风不良时尤为明显；大部分贫困人群为了谋生或改善生活条件会选择一些特殊职业，比如矿工、油漆工等，长期接触粉尘、有毒有害气体、重金属颗粒等，而吸入烟雾、粉尘和有害气体等是诱发慢阻肺的主要原因。

（3）**营养不良和感染因素：**我国幅员辽阔，地区经济水平差异较大。在经济欠发达地区，营养不良的婴幼儿、儿童呼吸道感染和结核感染的情况较多，贫困人群由于营养不良，自身免疫力差，相比较而言更容易发生呼吸道感染，往往感染后就医不及时、不重视或无条件就医。另外，子宫内和儿童早期暴露于有害环境或者感染，也会干扰肺部发育，增加肺发育异常风险，是慢阻肺发病的重要因素。

（4）**哮喘：**贫困地区儿童的哮喘患病率增加（图2-33），与长期暴露在不卫生的条件下导致的微生物接触增加密切相关。此外，贫困地区人群获得医疗保健和资源的机会有限，常错过了早期最佳治疗期。

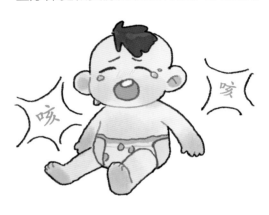

图2-33 儿童时期哮喘等呼吸系统疾病是慢阻肺危险因素

（5）**接受健康教育程度较低：**我国贫困人群往往受教育程度较低，接受健康教育知识远远不足，所以对于慢阻肺等慢性病的认知不够，重视不够，如有的患者出现反复咳嗽、咳痰、气喘等症状时，自以为是"感冒"，自行服用药物或到诊所打针，甚至有些人到处寻找"偏方"，不仅花了冤枉钱，还得不到早诊早治，从而延误了病情。

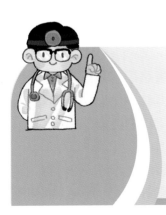

【医生提示】

暴露于室内和室外空气污染的机会较大、居住环境拥挤、营养不良、呼吸道感染治疗不及时不规范、长期吸烟、免疫功能不全、接受健康教育程度较低等因素，是导致贫困人群慢阻肺高发的重要原因。

（妥亚军）

10. 家庭妇女、厨师与慢阻肺

慢阻肺与长期吸烟、空气污染、职业性粉尘暴露等相关。近年来，女性慢阻肺的发病率不断上升，慢阻肺成为家庭妇女的一种常见疾病。家庭妇女患慢阻肺的概率上升，主要是由厨房里的油烟导致的。女性在家庭生活中烹饪居多，暴露于由烹饪燃料引起的室内空气污染的机会更多，是生物燃料烟雾的主要暴露者。开始接触生物燃料烟雾的年龄越小，慢阻肺患病风险越大。

农村地区秸秆和木材资源丰富，其作为烹饪燃料的现象普遍存在，长期使用生物燃料产生大量的烟雾，烹饪时会产生大量的油烟，会增加慢阻肺的患病风险，引发相应的症状（图2-34）。大量研究表明，长期暴露于油烟环境的人患呼吸道疾病的概率不亚于长期吸烟者，这也解释了为什么部分厨师既没有吸烟习惯，也没有接触粉尘，却患上了慢阻肺。

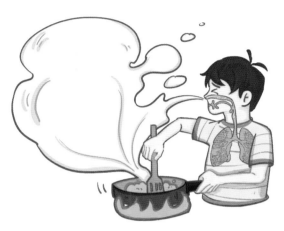

图 2-34　油烟环境可影响肺部健康

那么，我们该如何减少油烟对健康的危害、预防慢阻肺？

（1）尽量避免使用生物燃料，改用新型的燃料，比如天然气、煤气，烹饪过程中为防止大量烟雾的吸入，要注意口罩的使用。

（2）炒菜时油温不宜过高，不应等到冒烟后才炒菜。

（3）尽量选择优质的精炼食用油，自榨食用油以及农村地区普遍使用的食用油，颜色较深且含有大量杂质，会加速油烟的产生。

（4）及时清理锅里锅外的油垢，以免油垢燃烧产生烟雾。

（5）抽油烟机通风要顺畅，定期对抽油烟机进行清洗维护，保证工作效率。

总之，油烟是厨房里的一大杀手，大家一定要意识到油烟对健康的危害性，养成良好的烹饪习惯，用科学的方法减少油烟对身体的损害。

（美朗曲措）

11. 空气污染与慢阻肺有关吗

空气污染与慢阻肺有关。慢阻肺通常是由有毒颗粒或气体引起气道和 / 或肺泡的异常炎症反应所致。空气污染会导致慢阻肺的发生发展，已被证实是慢阻肺的危险因素之一（图 2-35）。

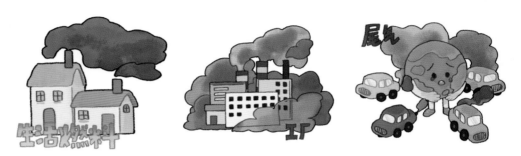

图 2-35　空气污染影响肺部健康

常见的空气污染可分为室外空气污染和室内空气污染。

室外空气污染的主要来源是人类日益频繁的工业生产活动、生活燃料燃烧、机动车尾气等排放有毒有害气体和颗粒，如氮氧化物（NO_x）、硫氧化物（SO_x）、臭氧（O_3）、颗粒物（PM_{10}、$PM_{2.5}$）等。这些排放到空气中的污染物因有可溶性和刺激性，能直接侵袭人体呼吸器官，造成不良健康影响。

室内空气污染包括木材、动物粪便、煤炭等生物燃料燃烧时产生的污染气体和颗粒物，也包括室内吸烟、二手烟、烧香、在通风不良的厨房烹调所产生的油烟和废气，这可能是家庭主妇慢阻肺高发的主要原因（图 2-36）。

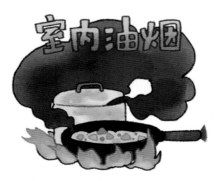

图 2-36　室内油烟是慢阻肺危险因素

日常生活中，人体每时每刻都在保持呼吸。当空气中夹杂着较高浓度的污染气体和颗粒物时，人体持续不断地吸入和接触，污染物可进入支气管和肺泡，损伤气道上皮细胞和影响纤毛运动，使吞噬细胞功能减退，纤毛清除功能下降，气道净化能力下降，黏液分泌增加，为细菌感染创造条件。污染物引起气道炎症和氧化应激程度升高，最终进入血液，损害呼吸系统和心血管系统，直接促进慢阻肺的发生发展。既往多项研究已证实，在空气质量较差的日子里，常会发生慢阻肺患者急性发作，由此所致的住院率和死亡率均有所升高。因此，空气污染是暴露范围最广、持续时间最长、影响人数最多、污染物成分复杂的健康影响因素。

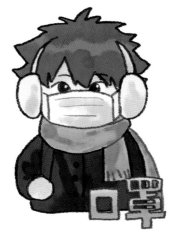

污染严重时，建议居民做好预防保护工作，及时关闭门窗，不要在室内吸烟。居民应适当减少户外活动，如必须出门，需正确选择和佩戴好过滤式口罩，使口罩紧密贴合面部，覆盖好口鼻部位，并做到及时更换（图 2-37）。从户外进入室内时，要及时洗脸、洗手、漱口、清理鼻腔。洗脸时最好用温水，洗掉脸上的颗粒；清理鼻腔时可以用干净棉签蘸水反复清洗，或者反复用鼻子轻轻吸水并迅速擤鼻涕，同时要避免呛咳。有条件的家庭可安装新风机、抽油烟机等排风设备，在烹饪时开启使用，保持室内空气清新。

图 2-37　户外佩戴口罩

（陈婧瑜）

12. 什么是生物燃料，长期接触会得慢阻肺吗

生物燃料，顾名思义，是由动物、植物转化而来的各种燃料的总称。生活中，我们最常见到的生物燃料包括作物秸秆、木屑、柴火、木炭、动物干粪便等（图 2-38）。

在生活中，经常有人问："医生，我一辈子不吸烟，怎么也得慢阻肺？"很多人家里的厨房是老式的、不透气的，或者烧柴火做饭，一做饭就冒很大的烟，甚至熏得人睁不开眼睛。这种情况就是使用生物燃料的典型范例（图 2-39）。

除了烧柴火，我国一些地区的老百姓会将动物粪便晾干了烧火，还有一些人冬天采用烧木屑、秸秆的方式取暖，这些也都属于使用生物燃料的情况。过去我们使用的"灶台"，柴火燃烧不充分产生大量的烟尘，中间夹杂了大量的颗粒物，再加上空间狭窄、通风不良，做饭的人很容易发生呛咳，久而久之，就会发生慢阻肺。

那么，为什么生物燃料会引起慢阻肺呢？

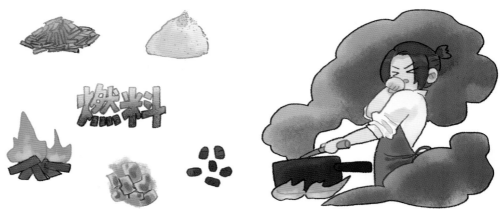

图 2-38　各种生物燃料　　　　　图 2-39　柴火燃烧属于生物燃料使用

　　生物燃料燃烧后产生的烟雾曾被世界卫生组织列为 2A 类致癌物。生物燃料的危害主要是由燃烧不够充分导致，居家做饭空间、空气流通等都受到限制，这时候就产生许多直径不等的颗粒物。大点的颗粒物沉积在上呼吸道，引起咽喉部滤泡增生、咽炎，小点的颗粒物可以直接进入肺部，被肺泡巨噬细胞吞噬，但是巨噬细胞又无法将其完全分解，这就导致巨噬细胞发生肿胀、坏死。然后，这些颗粒物进一步破坏其他巨噬细胞、上皮细胞，最终导致支气管炎症，逐渐发展成为慢阻肺。

　　国家目前正在大力推进环保进程，科学家也在不断探索能够更加高效利用生物燃料的方式，比如产生沼气、乙醇或者发电等。我们提倡慢阻肺高危人群或者患者使用天然气等清洁能源，减少柴火、燃煤等的使用，保护呼吸道健康（图 2-40）。

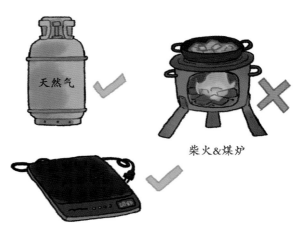

柴火&煤炉

图 2-40　提倡使用清洁能源

（毛毅敏）

13. 哪些职业与慢阻肺相关

（1）与慢阻肺相关的职业有哪些： 与慢阻肺相关的职业主要包括工作环境中存在可被吸入气道的各种粉尘、颗粒、化学物质等职业污染物的职业（图 2-41、表 2-1）。这些物质浓度过高或接触时间过久，都可以导致慢阻肺的发生。

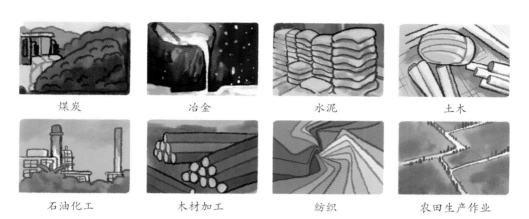

| 煤炭 | 冶金 | 水泥 | 土木 |
| 石油化工 | 木材加工 | 纺织 | 农田生产作业 |

图 2-41　慢阻肺相关职业

表 2-1　与慢阻肺相关的职业总概括

职业类别	举例
煤炭类	煤炭、采矿、采石和采气
冶金类	冶金、铸造和机械加工制造
水泥类	水泥、石棉、陶瓷、玻璃和石墨制造
土木类	土木、建筑工程和交通建设
石油化工类	石油化工、化学产品制造、塑料制造、涂料/染料制造、制药工业、化学农药制造和化肥制造
木材加工类	木材加工、家具加工和室内装修
纺织类	纺织、造纸、棉絮、皮毛加工、服装干洗
农田生产作业	扬脱谷麦、喷洒农药、施化肥、大棚及室内种植、禽畜饲养等
其他	清洁打扫、厨师、搬运工、接触粉尘（如烟尘、矿尘、沙尘等）的职业和/或接触有害气体（如甲醛、氨气、甲烷等）及农药的职业

（2）**从事此类工作的人身体会有哪些表现：**我们常常把肺比作一棵倒置的大树，若一棵树的树叶"糊"满了厚厚的难以清洗的灰尘，没有办法接受太阳照射，那么整棵树的生长必然会受到影响，甚至枯萎。我们的肺也是如此，氧气就是肺的太阳，若肺表面充满有害物质导致它无法接收充足的氧气，那么，我们的身体就会缺氧，会导致乏力、憋喘，甚至引起呼吸衰竭、肺源性心脏病等问题。这些有害物质本身也会直接损伤我们的肺，引起咳嗽、咳痰等表现。

总的来说，如果从事对肺部有伤害的职业，短期内身体一般不会出现明显的变化；但若长期进行此类工作，比如 10 年及以上的石棉从业史，包括进行石棉矿的开采、运输、加工，在工作的过程中，都可能吸入石棉粉尘，从而导致肺部的相关症状，如咳嗽、咳痰、气短等，随着病情进展，可能会达到慢阻肺的标准。并且像石棉这种物质一旦进入肺脏，对肺的危害几十年都难以消除（图 2-42）。

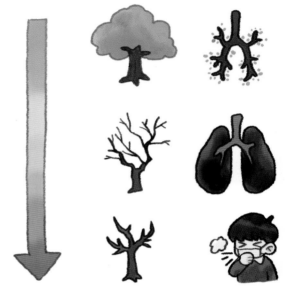

图 2-42　长期吸入有害物质对于肺的影响

（3）**如何在这些职业中保护自己：**如果工作环境中存在粉尘、化学品或气体等有害物质，请正确佩戴口罩，按要求穿工作服，以防止吸入这些物质，同时做到以下几点（图 2-43）。

1）加强室内通风。

2）积极戒烟。

3）确保工作期间安全操作，避免接触更多有害物质。

4）定期体检。

5）呼吸功能锻炼：可通过做呼吸瑜伽、做呼吸操、唱歌、吹口哨、吹笛子等方法进行肺功能锻炼。

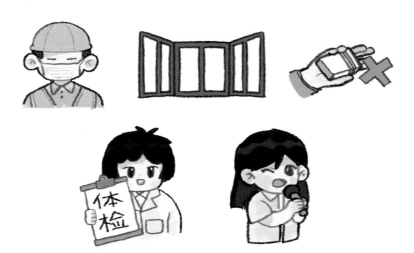

图 2-43　保护自己避免职业损害

（石志红　李梦聪）

14. 结核病与慢阻肺有关吗

结核病在古代又称为"痨病"，是一种慢性传染病，由结核分枝杆菌侵犯机体各脏器导致，最常侵及肺部，引起肺结核。肺结核又分为原发性肺结核、血行播散性肺结核、继发性肺结核、结核性胸膜炎。肺结核和慢阻肺都是呼吸系统的常见病、多发病，两者相互区别也相互影响。

首先，要想明白肺结核和慢阻肺之间的关系就需要先了解两者的区别（表 2-2）。

表 2-2　慢阻肺和肺结核的区别

分类	慢阻肺	肺结核
临床表现	咳嗽、咳痰、呼吸困难	干咳、低热、盗汗、乏力、咯血
诊断方法	肺功能检查、胸部影像学检查	痰涂片 / 培养、结核菌素皮肤试验、胸部影像学检查
药物治疗	吸入药物等（详见第五章药物治疗）	抗结核药物，常见药物包括异烟肼、利福平、吡嗪酰胺、乙胺丁醇、链霉素

简单来说，肺结核是由结核分枝杆菌感染所导致的呼吸道传染病，以干咳、低热、盗汗、乏力、咯血为常见症状；慢阻肺是气道异常（支气管炎、

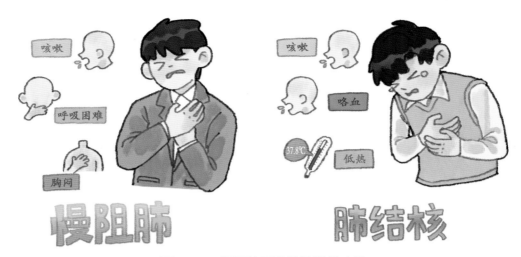

图 2-44　慢阻肺及肺结核常见症状

细支气管炎）和 / 或肺泡异常（肺气肿）导致的不可逆转的气流受阻，常以咳嗽、咳痰、呼吸困难、胸闷为典型症状（图 2-44）。

　　肺结核和慢阻肺有共同的危险因素，比如吸烟、年龄、大气污染等（图2-45）。那么，肺结核和慢阻肺的发生是否有关呢？答案是肯定的。首先，肺结核是慢阻肺的重要危险因素，既往感染肺结核的患者容易出现慢阻肺：结核分枝杆菌侵犯肺实质及气道时，会造成呼吸道损伤，并且患者随着年龄增长，肺部生理功能下降，就会出现气流受限，最终发展成慢阻肺。其次，慢阻肺患者也更容易合并肺结核：慢阻肺患者多见于中老年人，有呼吸道结构的改变，加上反复呼吸道感染引起营养不良及低蛋白血症，故而机体免疫力降低，

吸烟　　　　　　　　年龄　　　　　　　　大气污染

图 2-45　肺结核和慢阻肺共同的危险因素

更容易感染结核分枝杆菌。此外，长期使用吸入性糖皮质激素也有可能增加结核分枝杆菌感染的风险。因此，肺结核与慢阻肺的发生相关，两种疾病可能合并发生。当慢阻肺患者出现低热、咯血症状时，需警惕合并肺结核。

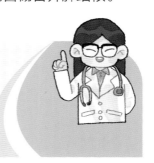

【医生提示】

　　当慢阻肺患者出现不典型症状，比如低热、咯血时，应及时前往医院就诊，排除合并疾病，比如肺结核等，以免耽误治疗。

（贺若曦）

15. 新型冠状病毒感染会加重慢阻肺吗

　　慢阻肺急性加重通常是由呼吸道感染、空气污染或其他原因导致炎症反应加重引起，其中呼吸道的病毒或细菌感染是慢阻肺加重的重要诱因（图 2-46）。新型冠状病毒是主要攻击呼吸道和肺部的病毒，感染后可能导致慢阻肺加重。

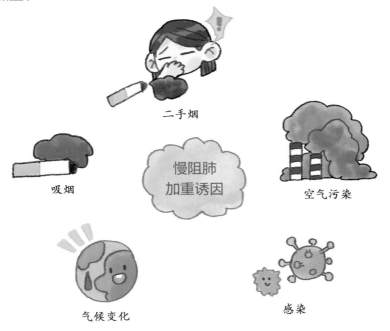

二手烟

吸烟

慢阻肺加重诱因

空气污染

气候变化

感染

图 2-46　慢阻肺加重诱因

（1）慢阻肺急性加重时有哪些症状：慢阻肺急性加重可以有以下表现（图2-47）。

咳嗽症状增加

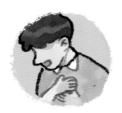
呼吸困难增加

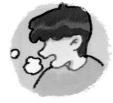
咳痰症状增加

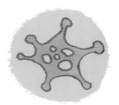
痰液颜色加深

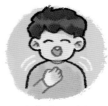
喘息症状增加

发热

图 2-47　慢阻肺急性加重症状

1）呼吸困难加重，憋气、胸闷，体力、运动能力下降。

2）咳嗽、咳痰次数增加，或严重程度较前加剧。

3）痰液颜色较前加深。

4）发热。

人群对于新型冠状病毒普遍易感。感染新型冠状病毒以后可能出现发热、咳嗽、流涕、全身酸痛等症状，严重者可出现憋气、胸闷，导致慢阻肺急性加重。

（2）出现慢阻肺加重的表现时应该怎么办：当出现以下任一情况时，需在做好个人防护的情况下及时就医。

1）持续发热。

2）咳嗽或呼吸困难加重。

3）口唇发绀。

4）呼吸频率增快。

5）肢体浮肿。

6）嗜睡。

7）精神不振、乏力。

8）神志不清。

9）家用血氧饱和度检测仪提示患者血氧饱和度≤93%或指氧水平低于平时病情稳定时的指氧情况。

10）慢性阻塞性肺疾病急性加重识别卡（图2-48）存在≥2项的中度及以上的加重。

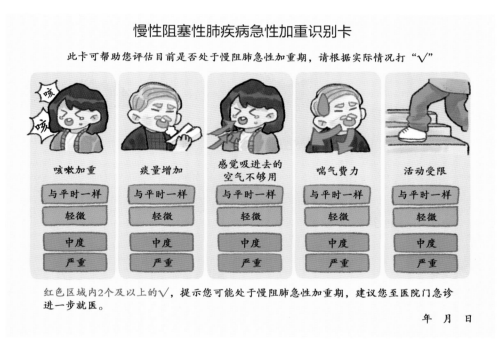

图2-48　慢性阻塞性肺疾病急性加重识别卡

（3）如何尽量减少慢阻肺的急性加重： 预防和尽量减少慢阻肺的急性加重尤为重要。慢阻肺容易在寒冷的冬季或者季节交替的时候急性加重，新型冠状病毒感染疫情的流行也会使慢阻肺急性加重。可以通过减少接触危险因素、坚持规范的药物治疗、加强营养、接种疫苗、在医生指导下进行家庭氧疗和进行呼吸康复锻炼减少慢阻肺的急性加重（图2-49）。

加强营养

接种疫苗

减少危险因素接触

预防慢阻肺急性
加重的方法

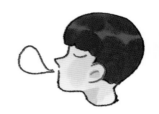

家庭氧疗

坚持规范吸入治疗　　　　呼吸康复锻炼

图 2-49　预防慢阻肺急性加重的方法

（王晓慧）

16. 支气管扩张症与慢阻肺有关吗

支气管扩张症和慢阻肺是两种不同的肺部慢性疾病。

从发病人群来看，支气管扩张症多发生于儿童以及青少年，而慢阻肺常见于 40 岁以上的吸烟人群（图 2-50）；症状方面，两者均可表现为咳嗽、咳痰，支气管扩张症多以脓痰为主，可以伴有咯血，而慢阻肺多以白色黏痰为主，清晨咳嗽多见，慢阻肺典型的症状有活动后呼吸困难，休息后可以缓解。

病因方面，支气管扩张症多见于呼吸道感染性疾病、支气管阻塞及先天性发育异常，而慢阻肺多在具备遗传易感基因的同时在环境刺激（吸烟、燃料烟雾、空气污染等）下出现；病理方面，在支气管扩张症中，气管 - 肺组织感染引起充血、水肿，导致引流不畅，受累气管变得大而松弛，向外突出，或形成囊状，可见于多个肺叶，也可仅出现在一两处局限性病灶（图 2-51），

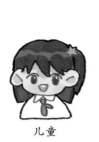  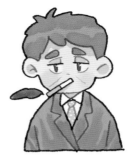

儿童　　　　　　青少年　　　　　　　40岁以上吸烟人群

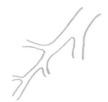　　　　　　　
支气管扩张症　　　　　　　　　　慢阻肺

图 2-50　支气管扩张症与慢阻肺常见发病人群不同

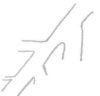　　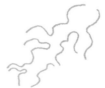

正常支气管　　　　柱状型　　　静脉扩张型　　　　　囊状型

图 2-51　常见的支气管扩张类型

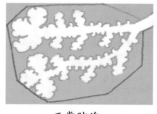 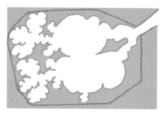 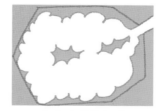

正常肺泡　　　　　小叶中央型肺气肿　　　　全小叶型肺气肿

图 2-52　肺气肿示意图

而慢阻肺的病理改变主要表现为慢性支气管炎和肺气肿（图 2-52）。

支气管扩张症是放射性 / 解剖学诊断，依赖 CT 得出，可出现柱状、囊状表现，如"双轨征"，而慢阻肺是在有适当暴露史（主要是吸烟）的情况下做出的生理学诊断，依赖肺功能检查得出。

但同时，支气管扩张症和慢阻肺也有一些联系。两者都可以表现为反复咳嗽、咳痰，都容易反复感染；病理上，两者在发病机制上也有一些相通之处，吸烟（或其他呼吸暴露）可促进慢性支气管感染，随之而来的炎症可持续导致支气管扩张症的发展（图 2-53）。

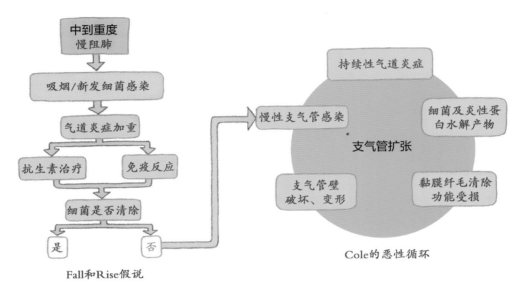

图 2-53　支气管扩张症与慢阻肺存在一定关联

在严重程度分级上，两者也有共通之处：不可逆气流阻塞被认为是支气管扩张症的严重程度标志之一，同时也是判断慢阻肺严重程度的标志（表2-3、表2-4）。

表 2-3　E-FACED 评分（支气管扩张严重程度分级）		
指标	变量	分值
既往 1 年内至少 1 次因加重住院	无	0
	有	2
第一秒用力呼气量（FEV_1）占预计值百分比 /%	≥50	0
	<50	2

续表

指标	变量	分值
年龄 / 岁	<70	0
	≥70	2
铜绿假单胞菌慢性定植	无	0
	有	1
影像受累叶数	1~2	0
	>2	1
mMRC 评分	0~Ⅱ	0
	Ⅲ~Ⅳ	1
E-FACED 评分	总分	0~9

注：总分 0~3 分为轻度，4~6 分为中度，7~9 分为重度。

表 2-4　GLOD 分级（慢阻肺严重程度分级）

分级	严重程度	肺功能（使用支气管舒张剂后）
GOLD 1 级	轻度	FEV_1 占预计值百分比 ≥80%
GOLD 2 级	中度	50% ≤ FEV_1 占预计值百分比 <80%
GOLD 3 级	重度	30% ≤ FEV_1 占预计值百分比 <50%
GOLD 4 级	极重度	FEV_1 占预计值百分比 <30%

注：基本条件为使用支气管舒张剂后第一秒用力呼气量 / 用力肺活量（FEV_1/FVC）<70%。

支气管扩张症与慢阻肺可同时出现，且往往代表预后较差。虽然从生物学角度看，两者可能存在相互促进、相互发展的关系，但目前没有明确证据证明两者之间存在因果关系。

总之，支气管扩张症与慢阻肺虽然属于不同的慢性肺部疾病，但两者存在相似的症状和临床表现，如慢性咳嗽、咳痰、呼吸困难，易被感染诱发或加重以及不可逆的气流阻塞，在病理上都表现为气道的重塑，都容易导致患者反复住院，最终这两种疾病又都可能相互转归，相互影响，相互存在。

（陆霓虹）

17．不同海拔与慢阻肺的关系

海拔在 1 000m 以上的地区统称为高海拔地区，海拔在 3 000m 以上的地区称为高原。海平面的大气压力为 760mmHg，大气压相当于氧分压与其他所有气体分压的总和。越接近海平面大气的密度越高，大气压包括氧分压愈大；海拔越高，大气压及氧分压相应降低，海拔每升高 100m，大气压下降 5.9mmHg，氧分压下降约 1.2mmHg。随着海拔的升高，吸入气氧分压明显下降，氧供明显减少。

海拔在 3 000m 以下时，血氧饱和度降低不多（90% 以上），缺氧并不明显，此时低氧引起肺通气量增大，可代偿。

海拔在 5 000m 以上时，血氧饱和度显著降低（80%~90%），出现严重缺氧，未经高原适应的人如果仅仅吸入空气，就会失去知觉，必须吸入纯氧。

经文献检索分析发现，海拔可能不能作为慢阻肺发病的独立危险因素，高原地区可能还存在其他危险因素，如生物暴露、室内和室外空气污染以及经济发展滞后等。高原地区的生物燃料使用率高，厨房通气设备使用率低，导致室内空气污染。其他如高海拔地区长期缺氧、生理性肺动脉高压等，都可能是影响慢阻肺患病率的因素。

随着海拔的增加，空气中氧气含量逐渐下降。长期居住在高海拔地区特别是高原地区的慢阻肺患者，更容易发生肺动脉高压，海拔越高，发生低氧性肺动脉高压的风险越大。文献研究资料显示，高海拔地区中度或重度气流受限患者的肺动脉高压患病率高于低海拔地区。肺动脉高压早期可无症状，但是随着肺动脉压力的升高，患者可逐渐出现呼吸困难、胸痛、头晕或晕厥、咯血、疲乏无力等全身症状。同时由于慢阻肺疾病自身缺氧的特点以及随着海拔增高大气中氧含量的下降，为提高携带氧气的能力，高海拔地区的患者更容易出现血液中红细胞数的增多和血红蛋白含量增加，颜面"高原红"更明显；血液黏度过高，易形成脑血管微小血栓，更易表现出头晕、头痛、记忆力减退、失眠或者短暂性脑缺血发作，出现颜面发绀和杵状指，发绀表现更明显。由于肺动脉高压和继发性红细胞增多增加了血液黏度，进一步加重心脏负担，患者更易发生肺源性心脏病，出现气促、呼吸困难、颈静脉怒张、下肢水肿等心功能不全的表现。随着海拔的增高，患者也更容易出现打鼾和睡眠呼吸暂停以及合并低血压。

治疗方面，除了氧疗、药物治疗外，建议有条件的患者到海拔较低的地区居住。

（梁咏雪）

第三章

慢阻肺有何危害

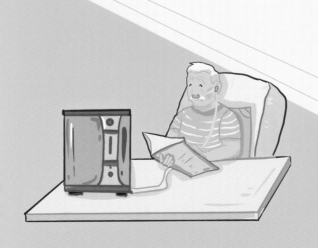

1. 得了慢阻肺还能正常工作吗

慢阻肺患者的肺功能与正常人相比出现了显著下降，多数患者继而出现咳嗽、咳痰以及活动后气短等症状，严重者甚至继发呼吸衰竭和慢性肺源性心脏病，因此，可能会影响正常的生活和工作。但是，如果能得到医疗机构的规范诊治以及长期随访，多数患者仍能维持正常的生活及工作。

通常来讲，慢阻肺患者的状态分为两种，一个是稳定期，另一个是急性加重期。稳定期患者咳嗽、咳痰以及气短的症状相对稳定或较轻，大部分人能维持正常工作；而急性加重期患者呼吸道症状明显，需要改变先前治疗方案，甚至需要住院治疗，这部分患者通常无法维持工作，需要调整治疗，病情好转后根据恢复情况再次评估是否能回到先前工作岗位。慢阻肺患者如果出现了严重的合并症，比如呼吸衰竭、肺源性心脏病、严重的肺动脉高压等，通常不建议进行体力劳动或参与高危工种，可以尝试变换工作方式，如选择居家办公或互联网工作等轻体力工种。

无论是哪种状态的慢阻肺患者，工种和环境的选择都需要注意以下几个方面。

（1）**尽量不要从事重体力工作**：如重体力搬运、劳作及足球、篮球、滑板、网球运动等（图 3-1）。

（2）**尽量不要居于高粉尘和空气污染严重的环境**：如矿厂、印刷厂、厨房、卷烟厂、化工品厂以及接触二手烟的环境等（图 3-2）。

（3）**慢阻肺患者工作环境的要求**：室内外温差不宜过大，时常开窗通风，并尽量避免干燥，保持室内空气湿润（图 3-3）。

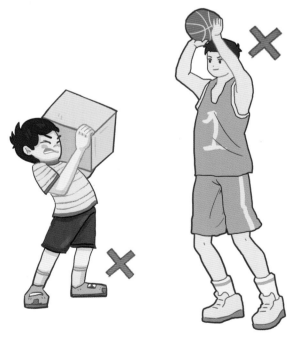

图 3-1　慢阻肺患者尽量不要从事重体力工作

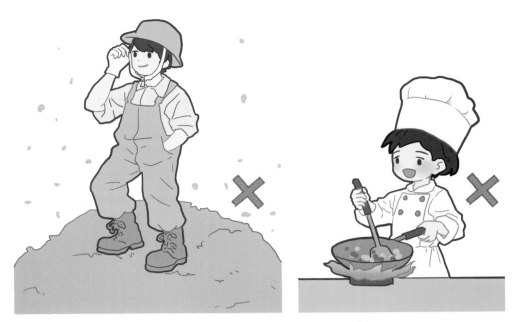

图 3-2　慢阻肺患者尽量避免粉尘和油烟

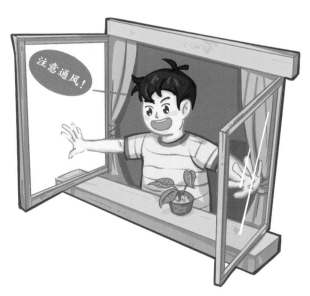

图 3-3　日常应注意通风

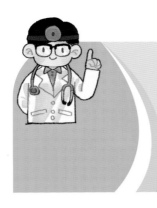

【医生提示】

　　慢阻肺患者正常工作的前提是尽量保持疾病处于稳定期。因此，患者不仅需要进行规范的诊治，还需要定期随访，避免急性加重，从而保持病情的相对稳定，达到持续正常工作的目的。

（杨国儒）

2. 慢阻肺治疗是不是需要很多钱

　　关于慢阻肺治疗的花费，不知道各位病友是否自己计算过。慢阻肺是一种慢性疾病，这意味着治疗要长期、持续地进行，自然花费是不会断的，短期买一两次药可能觉得没什么，但长期如此，再加上购买制氧机、家用呼吸机等额外花费，经济负担还是不容忽视的。因此，很多人都比较关心慢阻肺的治疗费用问题，有些刚确诊的患者尤为关注，下面就和大家分享一下。

　　（1）**日常药物治疗费用：**慢阻肺与糖尿病、高血压等疾病类似，同属慢性病，需长期用药。在慢阻肺稳定期，一般应用吸入性糖皮质激素联合长效β肾上腺素受体激动剂和／或长效抗胆碱药。这些药物月均花费在 300~500 元，如果能通过医保报销，费用可能有所降低，但这只是稳定期用药的费用。

　　（2）**家用医疗器械费用：**慢阻肺患者通常需要配备家用大容量制氧机（图 3-4）甚至家用无创呼吸机等，制氧机的价格为 2 000~5 000 元不等，家用无创呼吸机价格大概在 1 万~2 万元。是否需要购买上述设备，需根据医生意见并结合家庭经济水平综合考虑。

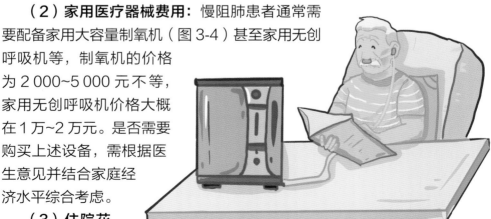

图 3-4　患者使用家用大容量制氧机

　　（3）**住院花费：**事实上，住

院花费才是慢阻肺治疗的主要支出。当慢阻肺患者出现急性加重时，可能需要立即住院治疗，而住院的花费主要取决于患者病情的严重程度以及当地的经济水平，通常在 5 000~10 000 元。如果患者急性加重频率较高，达到3~5 次 / 年，年均住院花费可能会超过 2 万元，对于普通百姓来说，是一笔不小的开销。因此，应加强稳定期病情的管控及随访，以降低急性加重频率。

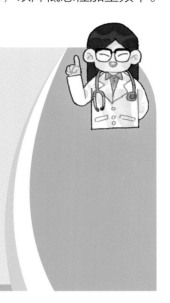

【医生提示】

目前，尚无能有效预防慢阻肺急性加重的疫苗，但是积极接种流感疫苗和肺炎疫苗，可在一定程度上降低秋冬季气候变化引起的急性加重的风险。此外，也可适当使用免疫增强剂，以增强患者的免疫功能，降低由感染诱发的慢阻肺急性加重的风险。

注意事项：慢阻肺患者处于急性加重期时，不适合接种新冠疫苗，建议积极控制原发病，待慢阻肺处于稳定期时再行接种。

（周　勇）

3. 慢阻肺和哮喘是一回事吗

慢阻肺和哮喘不是一回事，它们是两种疾病，但都属于呼吸系统慢性疾病。因为这两种疾病有很多相似的地方，比如很多患者都会出现咳嗽、气短、呼吸困难等症状，所以很多人对这两种疾病分不清楚。那到底如何来辨别呢？我们可以从以下几个方面来认识这两种疾病。

（1）何为慢阻肺，何为哮喘：慢性阻塞性肺疾病简称"慢阻肺"，是一种常见的气道慢性疾病，慢性支气管炎、肺气肿是慢阻肺常见的危险因素，慢阻肺以持续气流受限为特征，通过肺功能检查可确诊。

支气管哮喘简称"哮喘"，是一种气道慢性炎症性疾病。慢性炎症形成后，气道反应性增高，当敏感人群接触过敏原或各种刺激物时，气道出现痉挛、狭窄和气流受阻，从而出现反复发作的喘息、呼吸困难、胸闷和咳嗽，一般通过肺功能检查进行支气管舒张试验可确诊。

（2）什么人容易患慢阻肺，什么人容易患哮喘：慢阻肺主要与吸烟有关（包括二手烟），同时受环境中有毒颗粒或烟雾长期刺激的影响，比如大气污染、职业性粉尘、生物燃料等，还与反复的呼吸道感染、气道发育异常有关，慢阻肺家族史也是罹患慢阻肺的危险因素。

哮喘患者通常有过敏家族史和个人过敏体质，比如患过敏性鼻炎、湿疹等。与哮喘患者有血缘关系的亲属（如父母、爷爷、奶奶、兄弟姐妹等），通常会有些与哮喘、过敏性鼻炎、湿疹相关的病史。其次，哮喘与生活中接触一些过敏原有关，常见的过敏原包括尘螨、动物皮毛、牛奶/蛋白、花粉、空气污染、妊娠、阿司匹林等药物（图 3-5）。剧烈运动也可能诱发哮喘的发作。

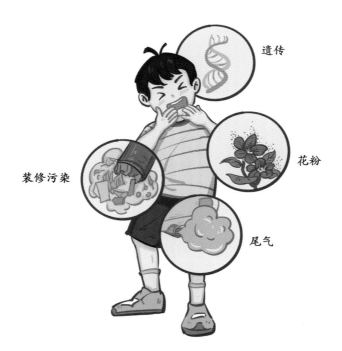

图 3-5　哮喘相关危险因素

（3）这两种疾病都有什么症状，各有什么特点：慢阻肺好发于 40 岁以上的成年人，发病初期常无明显不适，许多人常常等到呼吸困难严重时才去医院就诊，而这时病情已经进展到中度以上。而且慢阻肺患者进行治疗以后，只是症状得到缓解，仍需要长期规律地规范性吸入药物，控制病情，一般不可能恢复到和正常人一样。慢阻肺患者如果不能规范化用药，病情可能会越来越重。

哮喘一般从幼年就开始发病，通常在反复接触外界的一些过敏原后发病，发病时气道痉挛，会出现咳嗽、喘息、气短、呼吸困难等症状。大多数患者晚上的症状较重，但通过规范的药物治疗症状通常可得到缓解，而且稳定期无任何不适，就和正常人一样。所以说哮喘"来得快，去得也快"。

（4）这两种疾病发病和季节有关吗： 这两种疾病发病均有季节性规律，慢阻肺好发于秋冬季节，也就是流感的高发季节，而哮喘发作多是在春秋两季，正值草长莺飞、柳絮风扬。此时，建议患者出门戴好口罩（图3-6）。

（5）这两种疾病该怎么预防： 可以从戒烟、戴口罩、规律饮食、适当锻炼、增强体质、早期肺功能筛查方面进行这两种疾病的预防。

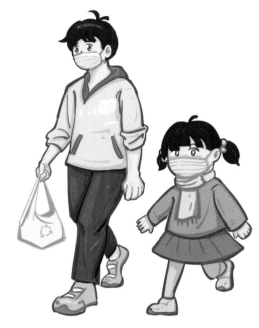

图 3-6　患者出门应佩戴口罩

（陈丽君）

4. 慢阻肺患者会得肺癌吗

慢阻肺和肺癌有许多类似的病因和发病机制，比如长期吸烟、慢性炎症的反复刺激等。因此，提醒慢阻肺患者，在长期治疗的过程中，随着病情进展和年龄增大，出现咳嗽加重、咯血、肺内肿块等症状，按慢阻肺治疗无效时，也要考虑肺癌的可能性，做到早发现、早治疗。临床上经常能遇到这样的情况：有的慢阻肺患者，定期在门诊配药，对医生"进行肺部 CT 检查和肺功能检查"的建议置若罔闻，突然发现痰中出现血丝，再去检查时，肺内肿块已经出现了转移而失去了手术机会！患者可能会疑问：慢阻肺为什么会变成肺癌？

现在已经明确慢阻肺是肺癌的主要高危因素之一，这是因为两者的高危因素也大致相同，都与吸烟、粉尘、空气污染有关。每年约有 1% 的慢阻肺患者会患上肺癌。

慢阻肺最终发展为肺癌的原因，现在主要观点认为是烟雾及慢性炎症通过一个叫 STAT3 的信号通路促进呼吸道和肺泡上皮细胞发生过度增殖，最终变成癌细胞。美国一项为期 5 年的研究表明，慢阻肺患者的肺癌发病率高达 16.7/1 000 人年，高龄、轻中度慢阻肺及低体重指数者发病率较高，肺弥散功能障碍为肺癌的独立预测因子，最常见的病理类型是鳞癌（44%）。同时，研究还发现，肺癌是慢阻肺患者主要死亡原因，约 33% 的慢阻肺患者死于肺癌。慢阻肺和肺癌同为高发病率疾病，前者发病率已达 10%，而后者则是最常见的恶性肿瘤，占所有肿瘤发病人数的 12%。轻中度慢阻肺患者肺癌的发病率较重度慢阻肺更高，这说明了在早期慢阻肺患者中筛查肺癌的重要性。

另一个值得重视的问题是，慢阻肺治疗不当将影响肺癌患者远期预后。最近有研究发现，肺癌人群中慢阻肺漏诊率高达 92.9%，稳定期和急性加重期的治疗不当比例分别为 27.1% 和 46.8%。因此，治疗肺癌的同时必须加强合并症慢阻肺的规范化管理。此外，对于那些有机会接受手术治疗的肺癌患者，其合并慢阻肺的比例也达到 30% 左右。由于肺癌的手术治疗主要是切除病变的肿瘤组织及周围部分健康肺组织，因此，对于本已患上慢阻肺的人来说，手术会加重原来的肺功能缺陷。

那么，慢阻肺与肺癌之间是否有因果关联呢？研究显示，慢阻肺是肺癌的"帮凶"，切不可轻视！慢阻肺是独立于吸烟之外增加肺癌风险的危险因素，慢阻肺与肺癌二者绝非"偶遇"，而是"长伴"，且关系密切。

（白国霞）

5. 慢阻肺患者也会抑郁吗

慢阻肺不是单纯的肺部疾病，还可引起各种全身并发症，如心血管疾病（包括周围血管疾病）、骨骼肌功能障碍、骨质疏松症、睡眠呼吸暂停综合征、恶性肿瘤、代谢综合征、胃食管反流和焦虑/抑郁等。

国外有研究显示，慢阻肺患者抑郁情绪/抑郁症的患病率平均达 50%。焦虑和抑郁严重影响慢阻肺患者的生活质量，导致慢阻肺迁延不愈、反复加重，是导致慢阻肺患者死亡的重要原因之一。

慢阻肺是一种身心疾病，引起抑郁焦虑是生理、心理和社会多方面作用的结果。首先，慢阻肺的发生与多种炎性细胞有关，炎性细胞通过影响颅内情感支配区而诱发抑郁焦虑症状。其次，慢阻肺患者身体功能下降、低氧血症导致抑郁高发。另外，慢阻肺引起的呼吸困难带来窒息感和恐惧感（图3-7），导致患者心理负担加重，抑郁焦虑症状更明显。

　　有部分独居患者缺乏家属的照顾和陪伴，也是抑郁患病率升高的重要因素。专家研究还发现，慢阻肺患者长期使用糖皮质激素、氨茶碱、喹诺酮类抗生素等药物也可诱发和加重焦虑抑郁症状。研究显示，男性患者较女性患者更易出现抑郁焦虑情绪，这可能与当前社会男性所承担的社会责任、家庭压力较女性更大有关。

　　慢阻肺患者往往伴随情绪障碍，如情绪低落、焦虑、抑郁等，甚至还有轻生倾向，被称为"灰色的疾病、蓝色的情绪"，不容忽视！所以在治疗躯体症状的同时，还要关心患者心理状态，缓解患者的抑郁焦虑情绪。在药物治疗、呼吸康复的同时积极进行心理干预（图3-8），让阳光照进生命，给予患者更多的人文关怀，可改善患者焦虑抑郁症状，增加患者治疗依从性，提高患者自我管理能力，增强患者战胜疾病的信心，对改善预后、减少病情加重、降低死亡率等具有积极意义。

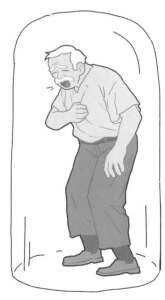

图 3-7　呼吸困难可带来
窒息感

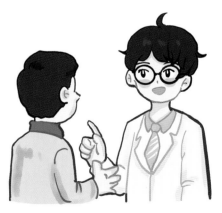

图 3-8　出现心理症状时应及时寻
求专业干预

（邹良能）

6. 慢阻肺会伴随哪些消化问题

慢阻肺会伴随出现一些消化道问题，如胃痛、腹胀、恶心、呕吐、消化不良等症状。

在急性加重期，患者常出现食欲缺乏、腹胀等（图 3-9），少数患者可能会并发消化道出血。此外，消化道溃疡，尤其是十二指肠溃疡也是急性加重期常见的消化道并发症。在慢阻肺的稳定期，因需长期用药管理，部分患者消化系统可能也会受到影响，如出现胃痛、食欲减退等。胃食管反流也是慢阻肺患者常见的合并症，患者可能出现反酸、烧心的症状。

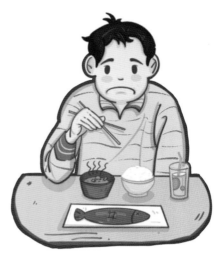

图 3-9　慢阻肺患者消化系统易受影响

慢阻肺患者还容易出现营养不良，因此应多补充优质蛋白，如牛羊肉、鱼虾等（图 3-10）。另外，不建议过量食用高糖、高盐、高脂的食物，这可能会增加胃肠道负担而导致呼吸道症状加重。

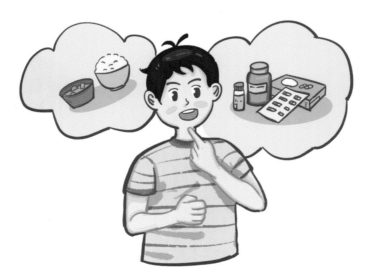

图 3-10　患者应合理膳食、合理用药

急性感染时，患者如有发热，还会因大量出汗排尿诱发低钾血症，这时候就需要食用含钾丰富的食物或水果，如香蕉，橙子等。

（张克香）

7. 慢阻肺合并心血管疾病

慢阻肺常与其他疾病共存，其中心血管疾病是慢阻肺最常见的重要合并症，主要包括缺血性心脏病、心力衰竭、高血压、心律失常和周围血管疾病。

（1）慢阻肺常合并的心血管疾病

1）缺血性心脏病：缺血性心脏病的患病率在慢阻肺患者中明显升高。有文献报道，约有 30% 的慢阻肺患者合并缺血性心脏病。缺血性心脏病是慢阻肺患者发病和死亡的重要影响因素。

2）心力衰竭：慢阻肺明显增加心力衰竭的风险，心力衰竭在慢阻肺急性加重期更常见。慢阻肺患者心脏舒张功能不全的发生率显著高于同龄健康人。

3）高血压：高血压是慢阻肺患者最常见的合并症之一，患病率在 50% 以上。慢阻肺和高血压共存的患者通常同时存在肥胖、心力衰竭、冠心病等疾病，这可能是因为这些患者全身炎症较重，进而增加心血管疾病发生的风险。

4）心律失常：慢阻肺患者发生心律失常的风险较大，尤其是急性加重患者。有文献报道，在 193 例慢阻肺急性加重患者中，21.7% 的人发生了阵发性房颤；而在心房颤动患者中，近 25% 的患者合并慢阻肺，尤其是年龄在 65 岁以上者。

5）周围血管疾病：外周动脉疾病是指动脉粥样硬化导致外周动脉狭窄阻塞，进而引起组织缺血缺氧的一系列疾病。研究发现，合并外周动脉疾病的慢阻肺患者慢阻肺评估测试评分更差。

（2）慢阻肺合并心血管疾病的管理

1）戒烟、远离粉尘和二手烟，避免吸入有害的化学物质和有害气体：短期戒烟即可改善慢阻肺患者的肺功能，长期戒烟可延缓患者肺功能的下降。

2）接种流感疫苗，预防感冒：感染是慢阻肺急性加重最常见的原因。

3）全身锻炼：根据病情制订有效的锻炼计划。有氧运动由慢至快，运动量由小至大逐渐增加，以身体耐受为度。一般 1~2 周后可使心肺功能显著改善（图 3-11）。

4）饮食管理：选择低碳水化合物（低糖）、高蛋白、高纤维食物，保持均衡饮食，饮食清淡、易消化；少食多餐，新鲜绿叶蔬菜必不可少。保持适当的体重，若消瘦就需要补充高热量、高蛋白的食物。

5）合理用药：当慢阻肺与心血管疾病并存时，原则上两者均应按照相应的指南进行稳定期的长期管理。应制订个体化调理治疗方案，科学使用药物，在专科医生指导下规范应用糖皮质激素和支气管舒张剂、抗菌药物，针对慢阻肺的治疗药物 β_2 肾上腺素受体激动剂和抗胆碱药不增加心血管事件的发生风险。同样，慢阻肺患者对大多数心血管

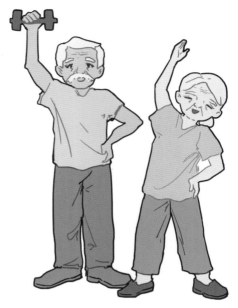

图 3-11　患者应坚持全身锻炼

疾病药物治疗的耐受性良好，针对心血管疾病治疗使用选择性 β_1 肾上腺素受体阻滞剂，慢阻肺不是禁忌，宜从小剂量起始。优化慢阻肺管理可改善心功能和心血管疾病预后。

虽然慢阻肺和心血管病之间存在着密切的联系，但也不必过度担心。接受正确的治疗，采取积极的生活方式下，慢阻肺患者可以有效地控制病情，减轻其对心血管系统的影响，降低心血管疾病的发生风险。

（徐　锋）

8. 慢阻肺患者何时会出现呼吸衰竭

（1）什么是呼吸衰竭： 正常情况下，人体吸入的氧气进入肺部，由血液带向全身组织，经过代谢后转化为二氧化碳，再由血液运送到肺部通过呼气排出。当各种原因导致肺通气或氧交换障碍，不能为全身足量供氧时，可能出现呼吸衰竭。

慢阻肺发展到晚期，肺组织损害加重造成严重缺氧，出现呼吸衰竭。慢阻肺患者发生呼吸道感染、中断吸入药物治疗、镇静药物过量、自发性气胸等情况时，由于短时间内病情急性加重导致肺供氧不足，会发生呼吸衰竭加重（图 3-12）。严重呼吸衰竭的情况下，患者可能会出现脑功能损害，甚至

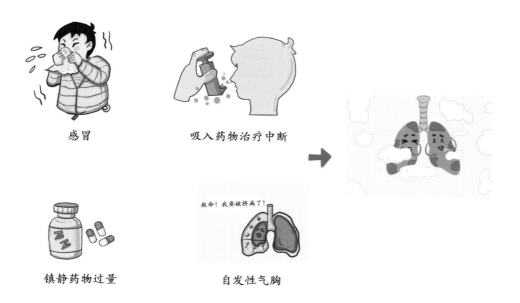

感冒

吸入药物治疗中断

镇静药物过量

自发性气胸

图 3-12　慢阻肺患者呼吸衰竭的诱因

呼吸、心搏骤停，从而危及生命。

（2）**呼吸衰竭有哪些症状：**慢阻肺合并呼吸衰竭主要表现为呼吸困难加重、呼吸频率加快、发绀；心率加快，当出现心律失常时可能出现血压下降；

如存在二氧化碳潴留，早期表现为注意力不集中、烦躁、行为怪异，随着二氧化碳潴留加重可能出现意识淡漠、反应力下降、嗜睡、昏迷，甚至呼吸、心搏骤停。

慢阻肺患者如果出现呼吸衰竭相关症状，可以在家中使用血氧仪测量指脉氧（图 3-13），若指脉氧低于 90% 提示呼吸衰竭可能，须及时到医院就诊。

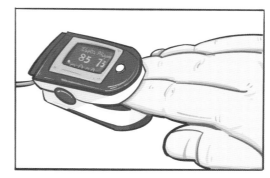

图 3-13　患者居家监测指脉氧

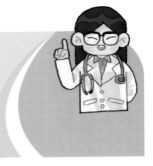

【医生提示】

　　慢阻肺患者出现呼吸衰竭时，需要尽快到就近的医院就诊，进行相关检查后由专科医生制订下一步的治疗方案。

（陈　平）

9. 慢阻肺还有哪些合并症

　　慢阻肺的合并症除了上文介绍的肺癌、抑郁、胃食管反流、心血管疾病等常见疾病之外，还包括支气管扩张、阻塞性睡眠呼吸暂停、糖尿病等疾病（图 3-14）。

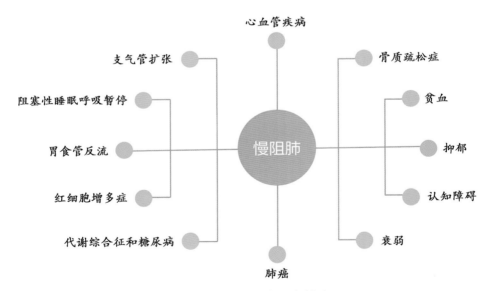

图 3-14　慢阻肺常见合并症

　　（1）支气管扩张：合并支气管扩张的慢阻肺患者急性加重更加频繁，表现为每日咳痰量增加，喘息、气促、呼吸困难严重；急性加重导致病程延长，死亡率随之升高（图 3-15）。

　　（2）阻塞性睡眠呼吸暂停：有时阻塞性睡眠呼吸暂停和慢阻肺二者会共

存（图 3-16）。患者睡眠期间反复出现呼吸暂停，会导致在慢阻肺基础上加重夜间低氧血症和高碳酸血症，从而导致肺动脉高压和肺源性心脏病等心脑血管疾病的发生风险增加。

（3）**代谢综合征和糖尿病**：代谢综合征和糖尿病患者机体的碳水化合物、蛋白质、脂肪等物质代谢发生紊乱，引起营养不良和免疫功能低下，使慢阻肺病情恶化，更容易伴发呼吸道感染。同时，慢阻肺患者发生低氧血症时又进一步导致代谢紊乱，形成恶性循环。

（4）**骨质疏松症**：骨质疏松症是慢阻肺重要和常见的合并症，常常被漏诊，与肺气肿、低体重指数、较差的健康状况和预后相关。骨

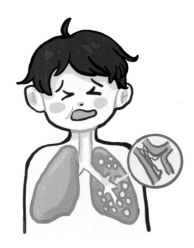

图 3-15　合并支气管扩张的慢阻肺患者

质疏松和骨折在慢阻肺患者中常见。如合并椎体骨折，这对肺功能、身体活动、生活质量和生存等都会产生消极影响，并增加看护的需求。晚期骨质疏松症患者咳嗽可导致肋骨骨折，进一步阻碍痰液清除，并增加慢阻肺急性加重风险。

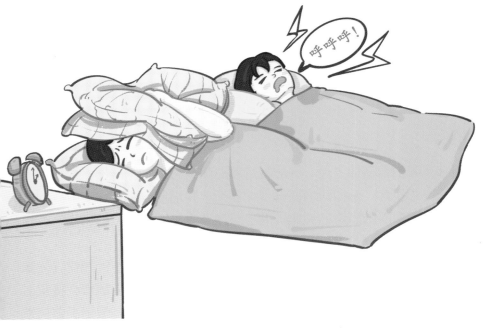

图 3-16　睡眠呼吸暂停患者

（5）**贫血**：患者机体红细胞数量减少、血红蛋白浓度低，可以引起疲乏、衰弱和气短，加重慢阻肺的症状。

（6）**红细胞增多症**：继发性红细胞增多症是慢阻肺的常见合并症，6%~10.2% 的慢阻肺出院患者报告有继发性红细胞增多症。它可能与肺动脉高压、静脉血栓栓塞和死亡有关。

（7）**认知障碍**：认知障碍在慢阻肺患者中较常见，与基本日常生活活动障碍和健康状况受损有不同程度的相关，包括记忆、语言、执行、计算和理解判断等方面的损害。

（8）**衰弱**：衰弱可表现为虚弱、缓慢、疲惫、低体力活动和非故意的体重减轻。

合并认知障碍、衰弱的慢阻肺患者存在不良结局的风险。

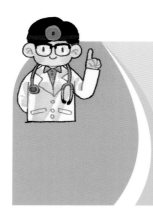

【医生提示】

慢阻肺经常与其他疾病（合并症）共同存在，合并症对慢阻肺的预后有着显著的影响。通常，合并症不改变慢阻肺的治疗原则，同时也应该按照规范控制合并症，但需注意保证治疗方法简单，尽量减少药物种类。

（程　文）

10. 慢阻肺有哪些并发症

慢阻肺患者随着病情进展，肺功能持续恶化，可能会发展出其他与慢阻肺相关的状况和疾病，使得病情变得更加复杂，并增加了治疗难度。这些情况不仅严重危害慢阻肺患者的健康，而且可能致命。下面，我们将逐一介绍慢阻肺常见的并发症。

（1）**慢性呼吸衰竭**：慢阻肺患者随着病情进展，肺功能持续恶化，呼吸功能障碍逐步加重，致使气体交换不能正常进行。由于其发生缓慢，持续时间较长，部分患者虽能保持一定的工作能力和生活自理能力，但组织器官缺氧，使患者身心受到严重损害。

（2）**肺动脉高压和慢性肺源性心脏病：**肺动脉高压是慢阻肺的一个重要并发症，其主要病理机制是慢性肺泡性低氧。长期的肺动脉高压会导致右心室肥厚或扩张，最终发生右心功能不全，即慢性肺源性心脏病。

（3）**自发性气胸：**慢阻肺患者如有突然加重的呼吸困难，并有明显发绀，应警惕自发性气胸，通过胸部 X 线片或胸部 CT 检查可以确诊（图 3-17）。并发气胸后，常有明显的呼吸困难和急性呼吸衰竭的临床表现，有可能威胁生命。部分患者即使仅有非常少量的气胸，也可能出现严重的呼吸功能障碍，这与慢阻肺患者的肺功能严重受损相关。由于这些患者也经常合并支气管胸膜瘘，故治疗难度较大。

（4）**肺炎：**慢阻肺患者由于气流受限以及下呼吸道细菌的定植在受凉、疲惫、营养不良等状态下，免疫功能下降，易发生肺炎。此外，吸入性糖皮质激素的长期使用，也会增加慢阻肺患者的肺炎风险。

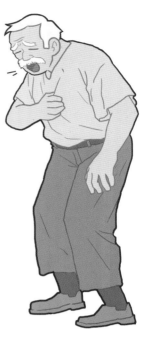

图 3-17　突发呼吸困难时应警惕自发性气胸

（杨明金）

第四章

如何判断是否得了慢阻肺

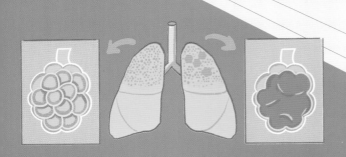

1. 慢阻肺有哪些症状

　　慢阻肺起病缓慢，病程较长，早期患者可以没有自觉症状。随着病程发展患者可出现慢性咳嗽、咳痰、呼吸困难、气短、胸闷等症状。其中，慢性进行性呼吸困难是最典型的症状。大约 30% 的患者会出现咳痰症状。这些症状可能出现在产生气流受限之前很多年。即使没有慢性呼吸困难和 / 或咳嗽、咳痰，也可能出现严重的气流受限，反之亦然。虽然慢阻肺是根据气流受限来定义的，但在临床实践中，患者就医通常是因为出现症状影响生活（图 4-1）。

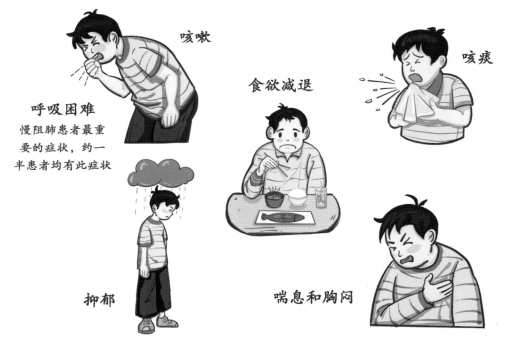

图 4-1　慢阻肺患者常见症状

（1）慢阻肺的典型症状

　　1）呼吸困难：呼吸困难是慢阻肺的一个主要症状，早期在较剧烈活动时出现，后逐渐加重，以致患者在日常活动甚至休息时也感到呼吸困难，是慢阻肺的标志性症状。

　　2）咳嗽、咳痰：慢性咳嗽通常是慢阻肺的首发症状，通常为吸烟和 / 或环境暴露的预期后果。常表现为晨间咳嗽明显，夜间阵咳或排痰，随病程发展可终生不愈。患病初期，咳嗽大多是间歇性的，随着病情进展，可能会出现每天咳嗽。有时在没有咳嗽的情况下，也可能会出现严重的气流受限。慢阻肺患者咳嗽时常伴有咳痰。慢阻肺病程的不同阶段，痰量和痰液颜色有所不同。产生大量痰的患者可能存在潜在的支气管扩张；脓痰的出现可能意味着患者出现急性加重的情况。

　　3）喘息和胸闷：喘息和胸闷是慢阻肺常见的症状。喘息可能出现在喉部或肺部，听诊时可出现广泛的吸气或呼气喘息。患者活动后常出现胸闷症状，但没有喘息或胸闷症状并不能排除慢阻肺的诊断。

　　（2）慢阻肺的其他症状： 重度、极重度慢阻肺患者常出现疲劳、体重减轻、肌肉减少和厌食等表现，提示预后差。部分患者会出现咳嗽性晕厥，其发生原因是长期咳嗽时胸腔内压力迅速增加。咳嗽发作也可能导致肋骨骨折，这种骨折有时是无症状的。若患者存在肺源性心脏病，可能出现脚踝水肿等心力衰竭的症状。与此同时，病情较重的慢阻肺患者常出现抑郁和／或焦虑的症状。

（张翊玲）

2. 考虑慢阻肺应该做哪些检查

　　当医生根据患者的症状考虑慢阻肺时，首先会请患者做**肺功能检查**（图4-2）。肺通气功能检查，就是采用肺量计进行测量，计算呼吸流量／容量，它是肺功能检查中最常用也是最基本的检查方法。医院通常设有专门的肺功能检查室，肺功能检查是无创的，需要患者在医生的指导下配合做一些吸气和呼气的动作，根据动作完成情况，肺功能仪会给出判断肺部气流受限程度的客观指标。

　　肺功能检查的时间因人而异，如果患者能较好地理解医生的要求，并做好配合，完成一次肺功能检查大约需要 15 分钟的时间，如果配合不好，吸

测定基础肺功能	吸入舒张剂	复查用药后肺功能	比较肺功能变化	分析结果签发报告
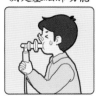			流量／容积曲线	

图 4-2　肺功能检查流程

气和呼气达不到肺功能仪的判断要求，花费的时间可能会长一些。根据第一次肺功能检查的情况，有些患者还需要加做支气管舒张试验。患者要在吸入支气管舒张剂后再行肺功能检查。如果肺功能检查显示存在气流受限，且支气管舒张试验仍显示存在持续的气流受限，在除外其他疾病后可确诊为慢阻肺。肺功能检查是诊断慢阻肺的"金标准"，并且对于评估疾病严重程度具有重要的意义。

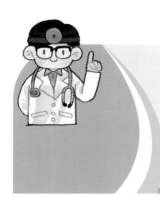

【医生提示】

肺功能检查有禁忌证，并非人人可做。当医生询问时，患者须如实回答包括既往病史等在内的健康状况，以便医生做出准确判断，选择合适的检查。

诊断慢阻肺之前，需除外其他疾病。常用的检查是**胸部 X 线检查**，也就是常说的"拍胸片"。慢阻肺早期胸部 X 线片可无明显变化，X 线检查主要用于与其他疾病的鉴别诊断，并进一步明确是否存在肺部并发症，也是确诊慢阻肺必做的检查之一。通常胸部 X 线片对于鉴别诊断已足够，但对于有疑问的情况，还需要患者进行**胸部 CT 检查**进行鉴别诊断。

此外，慢阻肺患者可能会伴有感染，为了规范及更详细地评估病情，还需要患者做**血常规检查**，通常是采取静脉采血的方式，以鉴别是否有肺部感染。

如果存在细菌感染，可进一步做**痰培养**明确是哪一种病原菌，对于抗生素的选择有一定的指导意义。痰培养需要采集患者痰液，如果患者自己能咳出痰液则可自行用采集盒采集痰液，如果患者自己咳不出，则需要护士帮忙进行吸痰采集痰液。

病情较为严重的慢阻肺患者，还需要进行**血气分析检查**（图 4-3），查看是否发生低氧血症、高碳酸血症及酸碱平

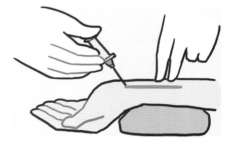

图 4-3　血气分析检查

衡紊乱等，以便拟定相应治疗方案。血气检查需要抽取患者的动脉血进行分析，常用的位置是腕部的桡动脉和大腿根处的股动脉。

（方　凯）

3. 为什么说肺功能检查是诊断慢阻肺的"金标准"

　　肺功能检查是指被测者通过一个呼吸检测仪，在医护人员指导下用力吸气或快速吐气，来测量肺的通气及换气功能（图 4-4）。肺功能检查能够判断有无气流受限、鉴别呼吸困难的原因、评估疾病严重程度、协助疾病早诊早治，且具有众多不同于胸部 X 线片、CT 等检查的优势，因此被认为是诊断慢阻肺的"金标准"。

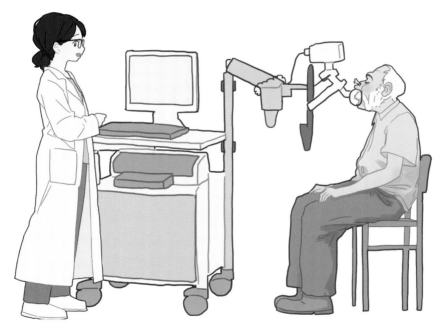

图 4-4　肺功能检查

　　（1）判断有无气流受限： 慢阻肺是一种由气道和 / 或肺泡异常引起慢性呼吸困难、咳嗽、咳痰，导致持续的进行性气流受限的肺部疾病。为了客观地定量气流受限水平，需要引入肺功能指标。如果吸入支气管舒张剂后 $FEV_1/FVC<70\%$，则说明存在持续的气流受限。肺功能检查表现为持续气流受限是确诊慢阻肺的必备条件。

　　（2）鉴别呼吸困难的原因： 肺功能检查可帮助鉴别呼吸困难的原因，判断气道阻塞的部位。不同疾病的肺功能障碍特征也不相同，可表现为阻塞性通气功能障碍、限制性通气功能障碍、混合性通气功能障碍或弥散功能障碍等。此外，肺功能检查还可发现有无小气道功能障碍。

（3）**评估疾病严重程度：**慢阻肺是进行性加重的疾病，评估其严重程度对指导治疗及判断预后至关重要。根据肺功能检查结果对气流受限的严重程度进行分级，是评估疾病严重程度的重要指标（表 4-1）。

表 4-1　气流受限严重程度分级

分级	特征（吸入支气管舒张剂后）
1 级（轻度）	$FEV_1/FVC<70\%$ $FEV_1 \geqslant 80\%$ 预计值
2 级（中度）	$FEV_1/FVC<70\%$ $50\% \leqslant FEV_1 < 80\%$ 预计值
3 级（重度）	$FEV_1/FVC<70\%$ $30\% \leqslant FEV_1 < 50\%$ 预计值
4 级（极重度）	$FEV_1/FVC<70\%$ $FEV_1 < 30\%$ 预计值

（4）**协助疾病早诊早治：**慢阻肺发病早期，患者没有明显不适，因此很少就医。即使出现了咳嗽、咳痰、喘憋等症状，也很容易被误解为生理功能"老化"，或吸烟后的正常反应，因此导致漏诊和误诊。往往患者就医时已经出现气道狭窄，治疗效果不好。有大量早期无症状的慢阻肺患者，进行肺功能检查就会发现其肺功能已经受损。慢阻肺高危人群定期进行肺功能检查，有利于疾病的早期诊断和及时治疗。

（5）**肺功能检查的特点：**敏感度高；可重复性高；快速准确；简便易行；价格低；对身体无任何损伤，不引起被测者痛苦和不适；与 X 线、CT 等检查相比，更侧重于了解肺部的功能性变化；易于获得，在任何医疗环境中都可以进行高质量的肺功能测量，可作为基层筛查项目。

　　基于以上因素，肺功能检查已成为临床公认的慢阻肺最可靠、最准确、最好的诊断方法，是诊断慢阻肺的"金标准"。慢阻肺高危人群应当通过肺功能检查进行早期筛查和规律复查，做到早发现、早干预、早治疗！

（宋元林　崔亚楠）

4. 为什么要动态监测肺功能

许多慢阻肺患者的诊断和治疗意识薄弱，大部分患者在病程早期因症状轻微而未就诊，但肺功能却下降迅速，出现咳嗽、咳痰或运动后气促等症状后再就诊时，肺功能已减退 30%~50%，且肺功能下降是不可逆的，从而错过了最佳的治疗时间。所以慢阻肺被称为"沉默的杀手"。

肺功能是判断气流受限公认的客观指标，是慢阻肺诊断的"金标准"，也是慢阻肺严重程度评价、疾病进展监测、预后及治疗反应评估的重要指标。

动态监测肺功能的意义主要包括以下几个方面。

（1）早期发现慢阻肺： 大约 60% 的慢阻肺患者因没有明显呼吸道症状而被忽视，导致延误诊断。肺功能检查作为最敏感的评价手段，可以发现早期尤其是无症状的慢阻肺患者。推荐 40 岁以上、吸烟、有职业性粉尘暴露史、有慢性咳嗽咳痰的人群，以及在儿童时期反复发生呼吸道感染的人群每年做一次肺功能检查，做到早诊断、早阻断，提早干预慢阻肺带来的影响。

（2）监测病情进展： 慢阻肺是一种缓慢进展性疾病，需要通过规范的全程管理来评估预后、预防疾病的进展。定期（至少每年一次）动态监测肺功能的变化可以判断肺功能下降的速度，及时发现进展快的患者，并帮助医生根据病情改善情况调整治疗方案；患者在慢阻肺急性加重期稳定后也应定期进行肺功能监测，明确病情进展情况。对于吸烟者，进行肺功能的监测有助于了解肺功能下降的速度，促使患者及时戒烟（图 4-5）。

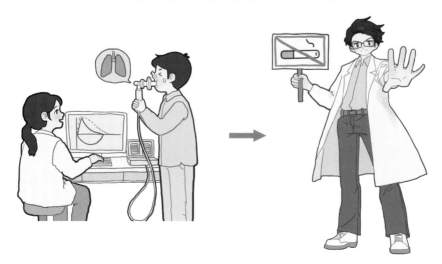

图 4-5　定期动态监测肺功能，尽早戒烟

（3）评估药物和其他治疗方法的疗效： 目前用于治疗慢阻肺的常用药物包括抗胆碱药、β_2肾上腺素受体激动剂、茶碱类和糖皮质激素等，上述药物的疗效和耐受性有非常明显的个体差异。作为相对客观、准确并可量化的评估方法，在治疗过程中动态监测肺功能，可帮助医生根据患者肺功能变化的程度，对患者的病情进行有效的动态评估，及时调整治疗方案，改善患者预后，减少慢阻肺急性加重的风险。

（王静静）

5. 慢阻肺患者需要做心脏检查吗

慢阻肺患者就医时，通常会进行心脏检查，很多患者可能会对此产生疑问："明明是看肺病，为什么要做心脏检查呢？"那么，慢阻肺患者需要进行心脏检查吗？答案是肯定的。长期的慢性缺氧状态会导致慢性肺源性心脏病。

俗话说："心肺不分家"，心脏是血液的"泵"，心脏收缩将血液泵入血管，肺部的血液就是由右心泵入的。

（1）什么是慢性肺源性心脏病： 由于肺部血液流动的阻力增加，右心想要将足够的血泵入肺部就需要更大的力量。刚开始的时候，心脏还能够依靠更努力地收缩维持泵入肺部的血液的量，但是长此以往，随着肺部血管狭窄逐渐加重，血流阻力逐渐增大，心脏最终不堪重负，就会导致"慢性肺源性心脏病"（图4-6）。

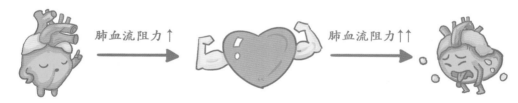

肺血流阻力↑　　　　　肺血流阻力↑↑

图4-6　慢性肺源性心脏病发病机制

（2）慢性肺源性心脏病的表现有哪些： 心脏不仅是血液的"泵"，还是血液的收集器，右心收集的就是全身回流的血液。慢性肺源性心脏病发生后，右心泵入肺部的血液进一步减少并且全身的血液无法返回右心，这可能引起以下症状（图4-7）：①呼吸困难加重；②水肿，如下肢的水肿；③心率加快甚至心悸；④食欲缺乏、腹胀、恶心。

出现上述症状时，更应该警惕慢阻肺已经影响到了心脏的功能，引起了

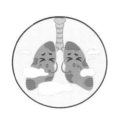
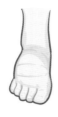
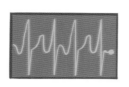
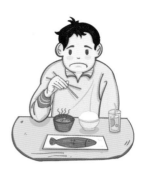

呼吸困难　　　　水肿　　　　　心悸　　　　　食欲缺乏

图 4-7　慢性肺源性心脏病常见表现

慢性肺源性心脏病。因此，慢阻肺患者都应该进行心脏的检查，这对于评估患者的病情严重程度来说是必不可少的。

（董春玲）

6. 慢阻肺患者需要做 CT 检查吗

　　慢阻肺是一种可防、可控、可治的慢性疾病。早期发现慢阻肺可有效改善患者预后。以往主要通过肺功能检查对患者进行诊治，但存在局限性。肺脏具有很强的代偿能力，只有当肺脏功能破坏超过 30% 时，患者才会出现咳嗽、咳痰等症状。因此，为了改善疾病预后，需要尽早诊治。慢阻肺早期胸部 X 线片无异常变化。胸部 CT 检查可见慢阻肺肺气肿的表现、小气道病变的表现，因此，胸部 CT 检查的应用对慢阻肺患者的诊治有着积极的作用。

　　（1）评估肺气肿严重程度： 肺气肿是指肺脏内的支气管壁弹性削弱、气道中的气体量过多所致的气道壁受损状态。肺气肿多半是由支气管炎发展来的。当气道有炎症时，黏膜易肿胀，气道就逐渐变窄了，吸气时，由于气道管腔处于扩张的状态，气体还能吸进肺泡里，但在往外呼气的时候，气道处于收缩的状态，这时肺泡里的二氧化碳就排不出去了，这样吸得多，排得少，肺泡里的气体就会越来越多，肺泡就会越撑越大，每一个肺泡都撑大了，整个肺脏的体积也就增大了，就像肿了一样，因此叫肺气肿（图 4-8、图 4-9）。肺气肿在 CT 上主要表现为肺脏透亮度增加，通俗地讲就是颜色黑，肺气肿越明显，CT 上显示颜色越黑，且黑色阴影面积也越大。

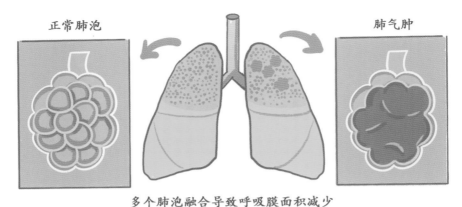

正常肺泡　　　　　　　　　　　　　肺气肿

多个肺泡融合导致呼吸膜面积减少

图 4-8　肺气肿示意图

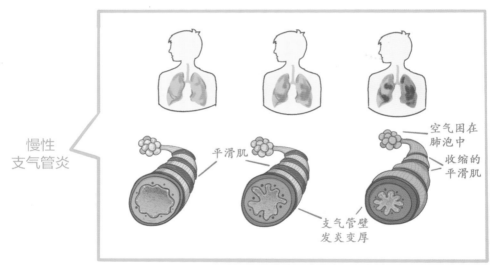

慢性支气管炎

平滑肌

空气困在肺泡中

收缩的平滑肌

支气管壁发炎变厚

图 4-9　慢性支气管炎

（2）**评估肺脏内气道病变程度：**慢阻肺主要受累的部位是直径 <2mm 的小气道，胸部 CT 不能做到直接对小气道进行精确测量。有时候医生还会对患者进行呼气后屏气扫描。为什么要呼气呢？由于患者呼气时有相当一部分气体仍潴留在肺泡中，从而形成了 CT 影像上高低密度相间的征象，医学专业术语叫"气体潴留"，这种黑白相间的表现，如同我们平常吃的水晶肉片一样，肉和凝固的汤汁界限非常清楚，这同时也是小气道病变常见的表现（图 4-10 ）。

（3）判断肺功能水平： 胸部 CT 测量的肺气肿和气道壁增厚情况与慢阻肺患者的肺功能具有显著的相关性。气道壁增厚和肺气肿越严重的慢阻肺患者，气流受限越明显。有些慢阻肺患者的肺部病变并不是均匀分布的，肺功能检查对于这类患者病情的评估具有一定的局限性，胸部 CT

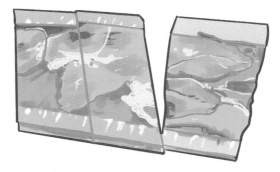

图 4-10　水晶肉片样气体潴留

检查可很好弥补肺功能检查的不足。胸部 CT 显示具有相似肺气肿程度的慢阻肺患者，肺气肿在肺野内分布位置不同，患者气流受限程度也不同。其中，肺气肿主要分布在上叶的患者，肺功能下降速度明显快于以下叶分布为主的患者。

综上，肺气肿和气道壁增厚是慢阻肺的两个重要表现，这两种表现的分布情况具有一定的差异。有的患者以肺气肿为主要表现，有的患者则表现为慢性支气管炎型，主要以气道壁增厚为主。对于这两类患者，治疗侧重点存在一定的区别。利用胸部 CT 可以很好地对慢阻肺患者进行分型，从而为患者选取更为精准的治疗方案，将更有助于慢阻肺控制。

（任晓霞）

7. 有哪些问卷可以帮助患者自我筛查

问卷自我筛查是一种经济、便捷的慢阻肺筛查方法，在基层医疗机构对尚未确诊的慢阻肺患者发放问卷进行主动病例发现是一种有效的早期发现慢阻肺的手段。居民朋友可以在家自行填写问卷，并计算得分，来评估自己是否是慢阻肺的高风险人群，或自己的呼吸道症状是否可能由慢阻肺所致。目前在我国常用的慢阻肺自我筛查问卷包括慢阻肺自我筛查问卷（SQ 问卷）和慢阻肺人群筛查问卷（PS 问卷）。

SQ 问卷是我国学者在考虑了我国国情、文化差异等情况下开发的一种适合我国人群的慢阻肺自我筛查问卷，也是我国慢阻肺临床指南推荐采用的慢阻肺自我筛查问卷。不具备肺功能检查设备的医疗机构，或有意愿筛查自身肺部健康水平的居民朋友，可以采用 SQ 问卷帮助患者或是自己查看是否可能罹患了慢阻肺。SQ 问卷一共包括 7 个问题，每个问题根据答案赋予不同的得分，然后计算 7 个问题的总得分，如果总分≥16 分，则需找医生做进一步检查明确是否患慢阻肺。

慢阻肺自我筛查问卷（SQ 问卷）			
问题	回答	评分标准	得分
1. 您的年龄	40~49 岁	0 分	
	50~59 岁	4 分	
	60~69 岁	8 分	
	70 岁及以上	11 分	
2. 您吸烟总量 以包·年计算，即吸烟总量＝每天吸烟量（包）×吸烟时间（年）	从不吸烟	0 分	
	1~14 包年	2 分	
	15~30 包年	4 分	
	30 包年及以上	5 分	
3. 您的体重指数（kg/m²） 体重（kg）÷［身高（m）]²	<18.5kg/m²	7 分	
	18.5~23.9kg/m²	4 分	
	24.0~27.9kg/m²	1 分	
	≥28kg/m²	0 分	
4. 没感冒时，您是否常有咳嗽	是	5 分	
	否	0 分	
5. 您平时是否有气促	没有气促	0 分	
	在平地急行或爬小坡时感觉气促	3 分	
	平地正常行走时感觉气促	6 分	
6. 您主要使用过生物燃料烹饪吗（生物燃料指利用生物体制取的燃料，比如用玉米秸秆、玉米芯等）	是	1 分	
	否	0 分	
7. 您父母、兄弟姐妹及子女是否有人患慢支炎、肺气肿或慢阻肺	是	3 分	
	否	0 分	

　　另一个常用的慢阻肺自我筛查问卷是 PS 问卷，它是在国外开发和验证的问卷，也在我国的一部分地区应用于慢阻肺的自我筛查。PS 问卷一共包含 5 个问题，每个问题根据答案赋予不同的得分，然后计算 5 个问题的总得分，如果总分≥5 分，则需找医生做进一步检查明确是否患慢阻肺。

慢阻肺人群筛查问卷（PS 问卷）			
问题	回答	评分标准	得分
1. 过去的一个月内，您感到气短有多频繁	从未感觉气短	0 分	
	很少感觉气短	0 分	
	有时感觉气短	1 分	
	经常感觉气短	2 分	
	总是感觉气短	2 分	
2. 您是否曾咳出"东西"，例如黏液或痰	从未咳出	0 分	
	是的，但仅在偶尔感冒或胸部感染时咳出	0 分	
	是的，每月都咳几天	1 分	
	是的，大多数日期都咳	1 分	
	是的，每天都咳	2 分	
3. 请选择最能够准确地描述您在过去 12 个月内日常生活状况的答案：因为呼吸问题，我的活动量比从前少了	强烈反对	0 分	
	反对	0 分	
	不确定	0 分	
	同意	1 分	
	非常同意	2 分	
4. 在您的生命中，您是否已经至少吸了 100 支烟	否	0 分	
	是	2 分	
	不知道	0 分	
5. 您今年多少岁	35~49 岁	0 分	
	50~59 岁	1 分	
	60~69 岁	2 分	
	70 岁及以上	2 分	

不论是使用 SQ 问卷还是使用 PS 问卷，如果问卷评估提示可能是慢阻肺，都应该向医生求助，进行肺功能检查，以早期发现和治疗慢阻肺。

（黄　可）

第五章

慢阻肺该如何治疗

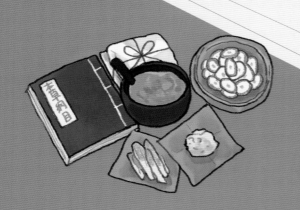

一、药物治疗

1. 慢阻肺有哪些治疗药物

慢阻肺一旦确诊，需要及时的药物治疗。慢阻肺临床常用的药物主要有对症治疗的支气管舒张剂和对因治疗的抗炎药物。

（1）支气管舒张剂： 支气管舒张剂通过松弛气道平滑肌扩张支气管，改善气流受限，从而减轻慢阻肺的症状。主要有 β_2 肾上腺素受体激动剂和抗胆碱药。

1）β_2 肾上腺素受体激动剂（表 5-1）

表 5-1　β_2 肾上腺素受体激动剂

比较	短效 β_2 肾上腺素受体激动剂（SABA）	长效 β_2 肾上腺素受体激动剂（LABA）
代表药物	特布他林、沙丁胺醇	沙美特罗、福莫特罗
临床应用	按需使用缓解症状	作用时间持续 12 小时以上，较 SABA 更好地持续扩张小气道，改善肺功能和呼吸困难症状，可作为有明显气流受限患者的长期维持治疗药物

2）抗胆碱药（表 5-2）

表 5-2　抗胆碱药

比较	短效抗胆碱药（SAMA）	长效抗胆碱药（LAMA）
代表药物	异丙托溴铵	噻托溴铵
临床应用	推荐优先选择单用 SABA 或联合 SAMA 吸入治疗。住院患者首选雾化吸入给药，门诊家庭治疗可采用经储物罐吸入定量气雾剂的方法或家庭雾化治疗	LAMA 在减少急性加重及住院频率方面优于 LABA，长期使用可以改善患者症状及健康状态，也可减少急性加重及住院频率

3）茶碱类药物：不推荐将茶碱类药物作为一线的支气管舒张剂，但在 β_2 肾上腺素受体激动剂、抗胆碱药治疗 12~24 小时后病情改善不佳时可考虑联合应用。常用的有氨茶碱、二羟丙茶碱、多索茶碱。

（2）抗炎药物：主要是糖皮质激素，口服的有泼尼松、地塞米松等，静脉注射的有氢化可的松、甲泼尼龙等，吸入剂有布地奈德、丙酸倍氯米松等。目前国内外推荐慢阻肺稳定期使用双支气管舒张剂和三联制剂吸入装置控制症状、改善肺功能和提高生活质量。

常用的双支气管舒张剂 LABA/LAMA 有维兰特罗 / 乌美溴铵、福莫特罗 / 格隆溴铵、茚达特罗 / 格隆溴铵；常用的三联制剂吸入性糖皮质激素（ICS）/LABA/LAMA 有氟替美维气雾吸入剂、布地格福气雾吸入剂。

（3）其他药物：祛痰药及抗氧化剂的应用可促进黏液溶解，有利于气道引流通畅，改善通气功能。临床常用祛痰抗氧化药物主要有 N- 乙酰半胱氨酸、羧甲司坦、厄多司坦、福多司坦和氨溴索等。免疫调节剂是采用常见呼吸道感染病原菌裂解成分生产的免疫调节药物，常用的有白葡奈氏菌片、细菌溶解产物。

（4）慢阻肺稳定期的中药：补肺活血胶囊、金水宝片、百令胶囊等。

（5）抗菌药物：用药基本原则是稳定期不用，急性加重期有感染证据时短期使用。对于非感染性急性加重的情况不推荐。

（梁咏雪）

2. 没有症状的时候也需要用药吗

慢阻肺早期患者可能没有任何症状，也可能因为症状轻微被忽视。但早期患者的肺功能下降迅速，早期干预已被证实能有效减缓肺功能下降。

早期干预方法包括戒烟、运动训练、药物治疗等，其中药物治疗是慢阻肺管理不可缺少的一环。

（1）为什么要进行药物治疗（图 5-1、图 5-2）

1）减缓疾病进展：正常成年人的肺功能也会随着年龄的增长而逐渐下降，但慢阻肺患者的肺功能下降速度更快，药物治疗可以帮助减缓慢阻肺患者肺功能下降。

2）缓解症状：药物治疗可以缓解症状，提高患者的生活质量。即便患者在早期可能感觉不到任何症状或是症状不明显，药物治疗仍然可能有益。

3）预防和治疗急性加重：慢阻肺患者可能会出现急性加重，这一般需

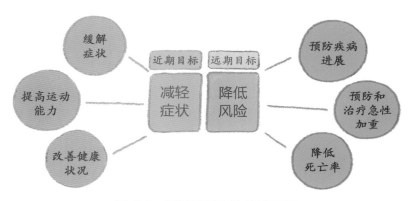

图 5-1　慢阻肺药物治疗的目标

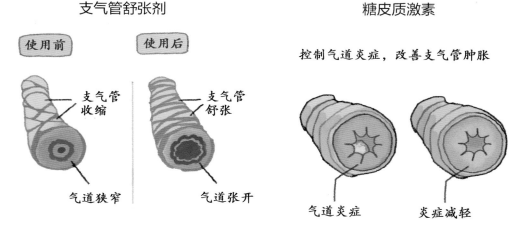

图 5-2　常用药物在气道上的作用

要门诊或住院治疗。药物治疗可以帮助预防急性加重，从而降低门诊 / 住院治疗的风险，乃至降低死亡风险。

4）减少医疗费用：慢阻肺是一种慢性疾病，需要长期干预。合理的药物治疗也可以减少患者对急救治疗和医院治疗的需求，从而减少慢阻肺对患者及社会的负担。

（2）如何进行药物治疗：进行药物治疗前要先评估患者的症状和气流受限情况，每位患者的干预方案都是个性化的。如果医生评估需要进行药物治疗，患者需要遵循医生的建议按照规定的时间和剂量服用药物，如若使用的是吸入药物，则需要正确掌握吸入装置的使用方法。此外，患者还需要了解所服用药物的副作用和注意事项。一旦出现任何不良反应，应及时告知医生并接受治疗。也要结合使用其他治疗方法，例如运动康复、吸氧等。每位患者都是自己健康的第一责任人，应该与医生密切合作，共同制订治疗计划。

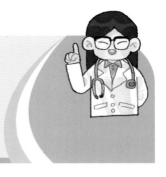

【医生提示】

尽管慢阻肺在早期可能没有明显的症状，但早期干预能减缓疾病进展、减轻症状并预防急性加重！

（郑　扬）

3. 吸入药为什么不能随便停药

吸入药是慢阻肺、哮喘等慢性气道疾病的一线基础治疗药物，能够直接到达肺部，具有起效快速、疗效佳、安全性好的优势。目前临床上使用的吸入药种类很多，不仅药物成分不同，装置也有多种选择，能满足不同患者的需求。常见的吸入药有吸入性糖皮质激素、吸入性 β_2 肾上腺素受体激动剂、吸入性胆碱 M 受体阻滞药等。吸入药的疗效不仅取决于药物的成分和装置，患者的依从性同样重要。然而，从全球来看，患者使用吸入药的依从性并不高。以哮喘为例，研究显示，发达国家哮喘患者中仅有 33.9% 的人能达到中高度依从性，其中高度依从性哮喘患者仅占 8.3%，发展中国家比例更低。

（1）什么原因导致患者不按照医生建议规律使用吸入药甚至自行停药

1）患者对疾病认识不足：许多患者都知道高血压和糖尿病需要长期规律使用药物，但是对于慢阻肺和哮喘这些慢性肺部疾病认识远远不够，认为症状改善之后就可以自行减少药量或停止用药，很多人认为没有症状就是没有患病或已经治愈。但很多气道疾病无法实现完全治愈，需要长期管理。

2）病情较轻者依从性较差：某些患者症状较轻，认为无须长期用药，只要在症状发作时偶尔使用即可，并且很多吸入药物在药店都能自行购买，患者有时不会选择去医院复诊，甚至在听闻某些药物可能是"特效药"后，自行换药。

3）患者对长期使用吸入性糖皮质激素有顾虑：许多患者谈"激素"色变，认为长期使用激素会导致肥胖、骨质疏松等。但事实上，吸入性糖皮质激素每次的使用剂量远不及口服激素，且直接作用在肺部，对全身的不良影响小。

（2）患者自行调整用药频次或停药会发生什么

1）症状得不到有效控制：药物的使用剂量和频次都是有大量临床研究证据支持的，只有保证某一时间段能达到需要的血药浓度才能最好地发挥药物的作用，用药不足，疗效肯定也会打折扣。

2）反复急性加重：慢阻肺和哮喘患者都会经历相对平稳的时期和某些急性加重的过程，规律用药可以降低急性加重的发生率，反之，不规律用药会导致频繁加重，一方面增加疾病负担，另一方面增加治疗费用，加重患者的经济负担。

3）死亡风险增加：虽然很多气道疾病属于慢性疾病，看似离死亡事件很遥远，但是如果不规范用药，反复急性加重，就可能增加并发症的风险，较规律用药的患者相比，死亡风险明显增加。

综上所述，**自行调整吸入频率甚至停药是不科学且不安全的，规律用药很必要**。专家建议，规律用药一段时间后，一定要到医院复诊，在临床医生的建议之下根据病情进行药物调整。

（徐兴祥）

4. 吸入性糖皮质激素有害吗

在慢阻肺的治疗中，吸入性糖皮质激素发挥着重要作用。研究显示，对于常发生急性加重的慢阻肺患者，长期吸入糖皮质激素与长效 β_2 肾上腺素受体激动剂的联合制剂可增加运动耐量、降低急性加重频率、提高生活质量。然而，吸入性糖皮质激素带来的副作用一直是很多患者关注的焦点。

吸入激素的不良反应主要是一些局部副作用（图 5-3），如声音嘶哑、口咽部真菌感染，但大多数症状轻微。这些副作用可以通过控制

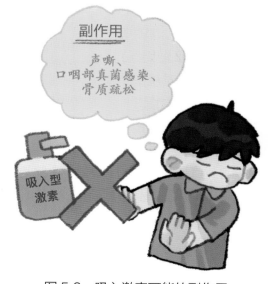

图 5-3　吸入激素可能的副作用

吸入性糖皮质激素的剂量、疗程和用药后及时漱口避免。除了这些局部不良反应，患者还担忧长期应用激素带来的副作用，比如：研究发现，慢阻肺患者使用吸入性糖皮质激素会增加肺炎的风险，特别是年龄较大、体重指数较低、气流严重受限和血液嗜酸性粒细胞计数较低的患者。使用吸入性糖皮质激素的慢阻肺患者患糖尿病、骨质疏松症、结核病和非结核分枝杆菌感染的风险也相对增加。患者常常因担心其副作用而自行停药，认为使用激素给身体带来了危害。

然而，事实恰恰相反。停用吸入性糖皮质激素会导致肺功能恶化和气道炎症，甚至导致慢阻肺急性加重，对身体造成更大的危害。虽然"是药三分毒"，但是临床医生在使用激素的时候会考虑用药的风险和收益，结合每一位患者的情况个性化给药，使每位患者健康收益最大化，达到"精准医疗"。

既往有研究表明，慢阻肺急性加重的患者使用长效支气管舒张剂联合吸入性糖皮质激素可降低未来发生慢阻肺急性加重的风险。血液嗜酸性粒细胞计数也可用来指导吸入性糖皮质激素联合双支气管舒张剂对预防未来慢阻肺急性加重的效果。血液嗜酸性粒细胞计数高的患者接受吸入性糖皮质激素的治疗效果往往较好。

吸入性糖皮质激素或含糖皮质激素的药物并不可怕，深入了解药物的疗效和安全性可减少对于吸入性糖皮质激素的恐惧与担忧。只要听从医生意见，遵从医嘱（图5-4），合理、规范用药，就可以有效地减少甚至杜绝副作用的发生。相反，如果过度放大激素的副作用，忽略了慢阻肺等疾病本身给人们健康和生活带来的影响，擅自停用甚至不使用含糖皮质激素的药物，导致病情反复发作才得不偿失。

图5-4 使用吸入性糖皮质激素时应遵医嘱

（陈 宏）

5. 多种慢阻肺药物一起用，会不会好得更快

对于疾病的治疗，很多慢阻肺患者认为用药越多，好得就会越快。这是一个认知的误区。从治疗慢阻肺的科学方案和治疗经验综合评价来看，慢阻肺确实在某种程度上需要联合药物治疗，但如何联合用药要根据患者个体的实际情况由医生来做判定（图5-5）。对于慢阻肺的治疗全球有规范的治疗建

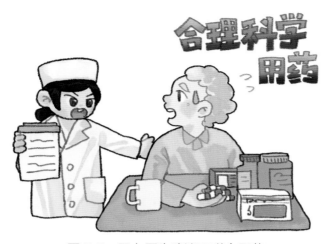

图 5-5　需在医生建议下联合用药

议，每年都会有权威专家进行不断修正从而更科学地指导治疗。近年来人们对慢阻肺的认识也不断更新，精准及个体化治疗是当前的治疗原则。除了祛痰和扩张气道的口服药物之外，慢阻肺患者都非常熟悉的吸入治疗药物种类也越来越多，因此也造成了部分患者"用药越多会好得越快"的错误认知。

慢阻肺治疗的目标是减轻症状，降低急性加重频率和严重程度，以及提高运动耐受和改善健康状况。被确诊为慢阻肺后先不要慌张或盲目用药，医生会根据患者的肺功能指标、症状以及未来可能会急性加重的风险进行个体化评估明确治疗分组，然后再确定和优化药物治疗的种类。

吸入给药仍然是慢阻肺治疗的核心，目前吸入装置和药物种类多，不同的吸入装置吸入方法不同，临床医生需要进行综合评估，医患共同决策选择合适的吸入装置和药物，并且在治疗过程中做好随访和再评估，如果治疗反应好则继续原方案，**经初始治疗仍有持续症状的慢阻肺患者应该进一步评估，包括测定肺容积、弥散功能，进行运动试验和/或胸部影像学检查，**综合分析原因进行治疗调整。

另外，慢阻肺患者常合并心血管疾病、骨骼肌功能障碍、抑郁焦虑等，这些合并症均会影响患者住院和死亡，因此在慢阻肺的综合管理中要给予正确治疗。如果患者未听从医生的科学指导而盲目自行用药，极有可能造成药物之间的不良反应，重者会危及生命。

总之，慢阻肺的治疗是一个综合的长期过程，非药物治疗在疾病的转归中也起到非常重要的作用，如肺康复、氧疗、肺炎球菌和流感疫苗注射以及健康管理等，因此切不可盲目认为多用药就可以好得快，一定要坚持随访，听从专科医生的指导。

（李　莉）

6．规律用药病情控制得好，是不是不需要去医院了

防治慢阻肺的误区五花八门，认为呼吸稳定就不需要复诊了是典型误区之一。服用药物治疗一段时间后，即使呼吸稳定，也应到医院定期复诊，观察药物是否产生副作用等。

大多数早期慢阻肺患者没有明显症状，随着病情进展，可能出现咳嗽、咳痰、喘息等症状。正因为如此，有些患者，尤其是较年轻一些的患者，认为自己没有症状，从不进行肺功能检查，更谈不上对慢阻肺进行干预。有的患者直到出现了严重的呼吸困难，方才知道自己已经患上了慢阻肺。即使没有症状，慢阻肺持续的气流降低也会对心、脑、肾等靶器官造成严重损害，因此，一旦诊断为慢阻肺，就应积极从改变生活方式开始进行干预，必要时需要在医生的指导下服药治疗。

有一些患者知晓自己患了慢阻肺，但是对服药很抵触，或怕上瘾，或担心耐药，因此有时会擅自减量或停药，这样会带来肺功能波动的后果。支气管舒张剂属于非成瘾性药物，早期慢阻肺患者如果经过干预，改变生活方式后肺功能恢复正常，可在医生指导下酌情减药或停药。但是，已经诊断为中/重度慢阻肺的患者，肺功能需要长期用药物控制，如果要减量，也要在医生的监测下进行。虽然药物都有副作用，但和慢阻肺的危害相比，支气管舒张剂的副作用微乎其微，不能因噎废食。有的患者一开始不敢用长效支气管舒张剂，怕以后耐药了无药可用。其实支气管舒张剂并非抗生素，不会出现耐药情况。目前，临床上推荐的是长效吸入制剂的支气管舒张剂，即每日经口吸入 1~2 次，作用持续 24 小时以上。短效支气管舒张剂通常只用于突发性喘息等急救情况。

还有些患者盲目追求改善肺功能的效果，或听从别人经验擅自换药，或盲目追求新药贵药，这样做其实很危险。选择适当、理想的改善肺功能的药物并不容易，需要长时间观察和验证，效不更方，只要能保持症状稳定和肺功能稳定不波动，且没有明显副作用，应该坚持服药。慢阻肺病因复杂，临床有很多分型，每个人身体素质以及基础疾病都不相同，别人使用后肺功能改善效果好的药物，不一定适合自己。盲目照搬他人经验，跟风服药很容易产生用药安全风险。

（胡　轶）

7. 为什么开始用药了，肺功能还是没有恢复到正常水平

慢阻肺是一种以气流受限为特点的肺部疾病，这种气流受限常常呈进行性发展，与肺部对有害颗粒或气体的异常炎症反应有关，在早期表现为小气道功能障碍，包括气道的狭窄、痉挛、管腔变形、分泌物增多，严重者会产生肺气肿，这种改变往往是无法逆转的（图 5-6）。

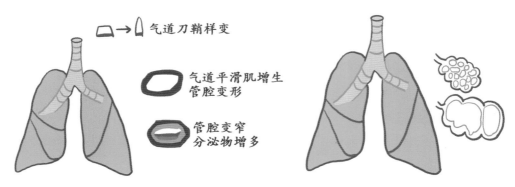

图 5-6　慢阻肺气道及肺泡改变

慢阻肺患者可以通过预防和治疗延缓疾病进展，提升生活质量。我们常见的慢阻肺药物主要有：①支气管舒张剂，起到松弛气道平滑肌、扩张支气管、缓解气流受限的作用，包括 β 肾上腺素受体激动剂、抗胆碱药、茶碱类药物；②糖皮质激素，主要是抗炎作用，包括局部的吸入用药和全身的口服或静脉给药；③祛痰药物，用于清除气道分泌物，包括氨溴索、乙酰半胱氨酸、桉柠蒎等。

规范的用药虽然很难使慢阻肺患者的肺功能恢复到正常水平，但这些药物具有缓解气道炎症、扩张气道、清除气道分泌物等作用（图 5-7），可以减轻症状、阻止慢阻肺的病情发展、预防急性加重的发生、延缓或阻止肺功能下降，从而改善慢阻肺患者的活动耐力，最终实现患者生活质量的提高。

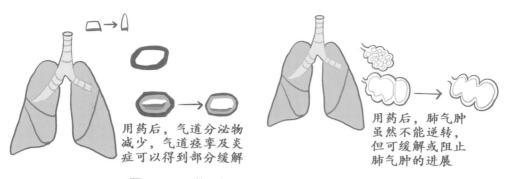

用药后，气道分泌物减少，气道痉挛及炎症可以得到部分缓解

用药后，肺气肿虽然不能逆转，但可缓解或阻止肺气肿的进展

图 5-7　用药后慢阻肺患者气道及肺泡改变

（尤玲燕）

8. 中医药对慢阻肺有用吗

中医是我国的传统医学，承载着我国古代人民同疾病斗争的经验和理论知识，强调整体观念和辨证论治，以阴阳五行理论为指导，并通过长期医疗实践逐步形成并发展的理论体系。

（1）中医是如何定义慢阻肺的：
中医将慢阻肺归属于"肺胀"范畴，病名首见于《黄帝内经·灵枢》，"肺胀者，虚满而喘咳"，是由肺、脾、肾三脏虚损而导致一系列症状表现，以胸部胀满、胸闷、咳嗽、咳痰、心悸为主，严重时可出现唇甲紫暗、肢体浮肿或惊厥、出血等危重症，且病程缠绵，迁延不愈（图 5-8）。

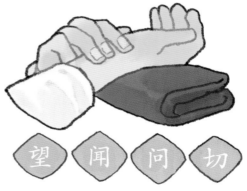

图 5-8　中医里对慢阻肺的诊断

（2）中医是如何治疗慢阻肺的：
慢阻肺的中医治疗需要按照患者的病症类型以及疾病诱因针对性选择治疗方案，辨证施药，以益气健脾、活血化瘀、祛痰清肺作为主要原则，标本兼治。

慢阻肺急性加重期以痰、瘀、热为主，其症见：咳逆喘息气促，痰多，烦躁胸满，痰黄或白或呈泡沫状，喉间痰鸣，喘息不能平卧，胸部膨满，唇甲发绀，舌质暗，脉弦滑，治以活血化瘀；清热化痰，痰瘀热并治；稳定期则以扶正治本为主，常在祛邪宣肺、降气化痰、温阳行水、活血化瘀、补益肺气、健脾化痰、补肾纳气、滋补阴阳诸法中灵活施治（图 5-9）。根据"虚

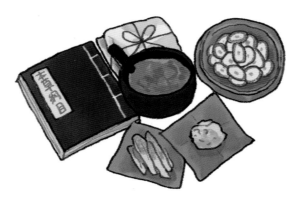

图 5-9　中药治疗慢阻肺

则补之""缓则治其本"的原则。在稳定期主要采取扶正固本、增强体质的方法，中药膏方也是较理想的选择。

中医除了药物治疗外，还有一些外部治疗方法。传统的身体锻炼，比如太极拳、八段锦等运动，有助于锻炼气息，舒筋活络，增强体质，是方便易行的肺康复治疗手段（图 5-10）。

中医也通过穴位贴敷等操作来刺激经络，和气血、调阴阳，进而达到治疗目的。众所周知的针灸治疗是通过激发人体自我调节功能、自我康复能力而达到治疗效果的（图 5-11）。穴位注射疗法通过针、穴、药三者协同发挥作用，加强经络刺激，发挥治疗作用。

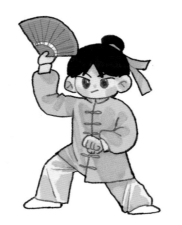

图 5-10　太极拳、八段锦是肺康复方法

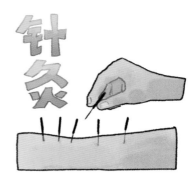

图 5-11　针灸治疗

中医有着"未病先防"的治疗理念，慢阻肺患者须注重自我生活方式调整，忌烟酒，避免辛辣饮食，注意休息，保持良好机体免疫状态，采取适用于自己的呼吸功能锻炼方法。总之，使用中医方法来治疗慢阻肺能够收获较为良好的治疗效果。

（唐　甦）

9. 有什么药物可以增强慢阻肺患者抵抗力吗

　　慢阻肺患者常常被反复发作的咳嗽、咳痰、喘憋等症状所困扰，尤其是冬季，慢阻肺患者更是担心感冒后上述症状加重，症状轻的在社区输液治疗后就好转了，症状重的甚至要转入上级医院进一步治疗，这使得他们在冬季未来时便忧心忡忡。很多慢阻肺患者常常会询问："怎么样才能提高自己的抵抗力呢？怎样才能防止症状加重、减少住院的次数呢？"（图 5-12）。

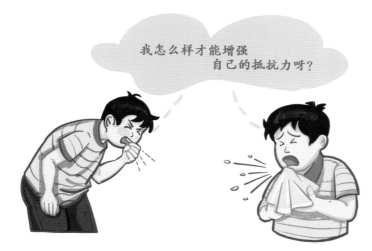

图 5-12　慢阻肺患者常有此疑惑

　　烟草等刺激物是慢阻肺的重要病因，慢阻肺患者首先就是要和香烟说"不"，不仅仅要自己不吸烟，而且要减少二手烟的接触，只有这些刺激物对气道的刺激减少了，气道才能生活在一个相对"健康"的环境。除此之外，要进行合理的体育锻炼，均衡饮食，充分休息，避免劳累，体质好了，抵抗力自然就提升了，良好的生活习惯是提升抵抗力的"基药"。

　　有哪些药物有提升抵抗力的作用呢（图 5-13）？首先，可以规律服用细菌溶解产物胶囊，原理是胶囊内含有引起慢阻肺加重的多个常见菌种的冻干溶解产物，可应用这种小量的菌株刺激我们的"机体卫士"——免疫系统，使免疫系统能力增强从而达到增强抵抗力的作用。其次，磷酸二酯酶抑制剂、抗氧化剂等均可减轻患者的气道炎症，增强气道的免疫力。缺乏维生素 D 的患者也可口服补充维生素 D 来提高机体的抵抗力。除了**口服药物**之外，**疫苗接种**也是提升机体抵抗力的重要方法。

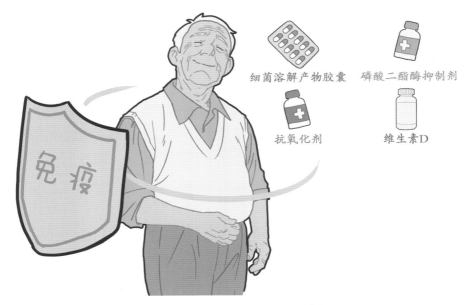

图 5-13　增强患者抵抗力的药物

慢阻肺患者可以定期（以每年冬季前为优）注射流感疫苗。每年冬季是流感高发的时段，流感病毒侵入人体会大大削弱免疫系统的能力，使抵抗力大大降低，侵入慢阻肺患者体内时会使症状更加明显。因此，定期接种流感疫苗对于慢阻肺患者是尤为必要的（图 5-14）。

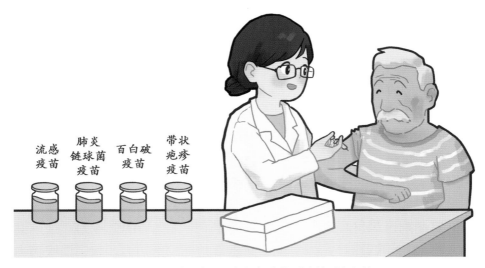

图 5-14　建议慢阻肺患者定期注射相关疫苗

除了预防病毒感染以外，预防细菌感染也是重中之重。肺炎链球菌就是常见的在社区致病的肺炎球菌，定期接种肺炎链球菌疫苗可以减少此类感染所致肺炎的发生。常见的肺炎链球菌疫苗有两种，分别是 13 价肺炎球菌结合疫苗（PCV13）和 23 价肺炎球菌多糖疫苗（PPV23）。百白破疫苗、带状疱疹疫苗同样也可提高机体的抵抗力，既往未接种的患者可以进行补接种。近年来研究发现，一些中药汤剂、虫草制剂、针灸等中医学方法也可以发挥减少慢阻肺患者急性加重的作用。

现阶段随着研究的深入，一些生物制剂如胸腺肽制剂，甚至是更加精准的抗机体内某一炎性因子的靶向生物制剂等也在临床试验和研制中，相信不久也会广泛应用在临床中以提升患者的抵抗力。

由此可见，有多种途径和方法可以增强慢阻肺患者的抵抗力，但具体的治疗方案，须在专业医生的指导下选择。

（王子涵 吴远宁 董 亮）

10. 慢阻肺反复发作，药物是否没有效果了

（1）什么是慢阻肺反复发作：慢阻肺反复发作指的是慢阻肺反复急性加重，呼吸道症状加重，如咳嗽、咳痰、气促、喘息次数增多且剧烈，需要改变治疗方案，如增加药物剂量，甚至需要住院治疗。

（2）慢阻肺急性加重的常见原因和对策是什么：

1）呼吸道感染：包括病毒、细菌感染等。

主要对策：①接种疫苗：在冬季来临之前注射流感疫苗和 / 或肺炎球菌疫苗，有助于增强机体免疫力，预防呼吸道感染，预防慢阻肺急性加重；②避免感冒：注意防寒保暖，预防感冒，感冒流行季节，尽量不要进入公共场所，必要时戴口罩；③积极控制感染。

2）环境因素：吸烟、有害的粉尘颗粒、吸入变应原、物理因素。

主要对策：①戒烟，自己不吸烟，禁止他人在房间内吸烟，尽可能避开吸烟的场所；②室内外温差不宜过大，开窗通风，避免干燥，保持室内空气湿润，注意清洁卫生。

3）患者肺功能下降速率快。

主要对策（图 5-15）：①呼吸训练；②排痰训练；③运动训练。

4）医疗护理差。

主要对策：提升医疗机构、医护人员对慢阻肺相关知识的认知和对疾病

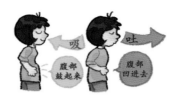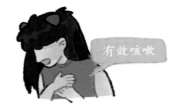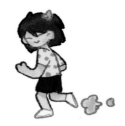

图 5-15 改善肺功能的有效训练方式

的诊疗能力。

5）患者患有抑郁，认知功能差。

主要对策：①护理宣教：人是身心统一体，心理因素可引起躯体疾病，反过来，躯体疾病又可产生不同的心理现象。通过人性化的护理管理，使患者的不良情绪得到安抚，消除心理障碍，使对待治疗的态度由被动变主动，且能正确地对待疾病，从而提高患者的治疗效果和满意度。②认知自身：虽然慢阻肺患病率高，致残率及致死率也高，但它是可以预防和治疗的，保持良好心理状态，可以增强抵抗力，提高疗效。

6）合并症加重及心血管疾病风险增多。

治疗合并症及心血管疾病应依据各种疾病指南，治疗方法与未合并慢阻肺者相同。一般情况下，不应因为患有合并症及心血管疾病而改变慢阻肺的治疗方法。

7）未规范使用药物等。

近年来，未规范使用药物是慢阻肺反复发作的常见因素，因此，重视慢阻肺药物的规范使用尤为重要。

（3）对于慢阻肺药物的规范使用，错误的认知有哪些：

1）慢阻肺反正也治不好，就不治疗了。

2）激素治疗副作用大，不能长期使用。

3）长期用药太贵了。

4）如果急性加重，住院是可以报销的，还可以顺带调理下身体。

5）咳嗽、咳痰、喘息好多了，或者近期没有症状了，就不需再继续用药治疗。

6）患慢阻肺去医院就诊一次就够了，无须再去医院复诊。

7）吸入药物使用后不见效是因为药物疗效不好；药物吸入之后没有感觉是因为药物没有吸进去。

（4）对于慢阻肺药物的规范使用，正确的认知有哪些（图 5-16）：

1）坚持慢阻肺长期治疗，不仅可以改善症状，避免并发症，而且可以降低未来发生急性加重的风险。规范用药可使死亡率降低 60%，急性加重发生率减少 40%。

2）夏季是慢阻肺稳定期，症状缓解也要坚持规范用药。

3）坚持长期规范用药，显著提升生活质量。

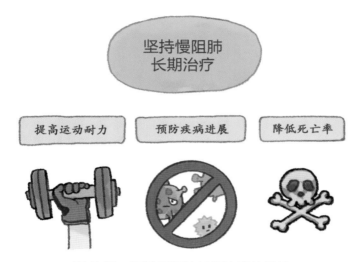

图 5-16　坚持慢阻肺长期治疗的益处

（林　云）

11. 怎么知道吸入药物是否吸进去了

使用支气管舒张剂、糖皮质激素是治疗及控制慢阻肺的重要手段。因为气道与外界是相通的，气管、肺更易接受吸入药物，吸入药物直接作用于气道，起效快，效果好，而且副作用少，特别适用于呼吸系统相关疾病的治疗。

但很多患者都有疑问：药物是否被吸进去了呢？这就涉及吸入药物的吸入效果，就是吸入药物能够有效地到达呼吸道和肺部的程度。

怎么知道药物是否吸进去了呢？一般来说，粉末药量比较轻微，患者可能感觉不到它，如果在吸入时能感觉到药物的味道或刺激感，可能是药物在口腔及咽喉部残留较多，这样势必影响吸入药物在肺内的沉积量。所以选择合适的吸入装置以及正确的吸入方法、吸入流速（是否有力气吸入）等非常重要。

一定要请医生对病情进行充分的评估，指导用药、康复等，同时患者也要及时向医生汇报疾病情况，如果吸入药物治疗一段时间后咳嗽症状减轻了，走路气喘好转了，发病次数少了，食欲好了，那说明药物起效了。

（刘丽君）

12. 没劲、吸不进去药物怎么办

吸入药物是慢阻肺的一线基础用药。但由于慢阻肺患者平均年龄较大，不少患者存在手口协调能力不佳、吸气费劲的情况，可能造成吸入药物使用错误，影响药物疗效。因此，针对不同患者选择合理的吸入装置极为重要。以下对常见吸入装置及其特点进行介绍，患者可根据自身情况，与医生沟通，选择适合自己的装置。居家慢阻肺患者吸入装置选择流程如图 5-17 所示。

（1）加压定量气雾吸入器（pMDI）：如硫酸沙丁胺醇吸入气雾剂、异丙托溴铵吸入气雾剂、三联（如布地奈德/格隆溴铵/福莫特罗）吸入气雾剂。患者在按压罐体的同时吸气，要求手口协调性强。传统 pMDI 药物输注情况

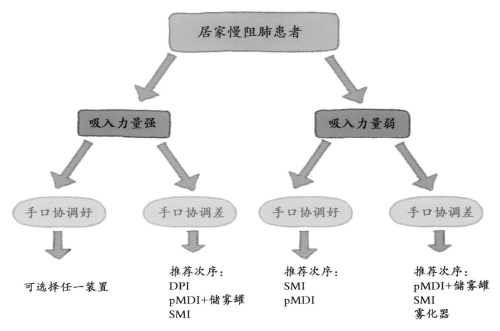

图 5-17　居家慢阻肺患者吸入装置选择流程图

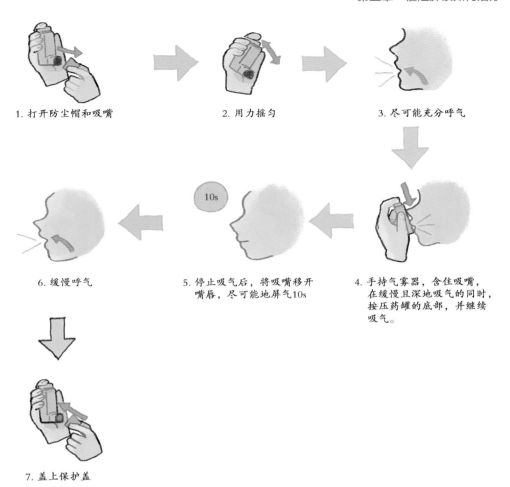

1. 打开防尘帽和吸嘴　　　2. 用力摇匀　　　3. 尽可能充分呼气

6. 缓慢呼气　　　5. 停止吸气后，将吸嘴移开　　　4. 手持气雾器，含住吸嘴，
　　　　　　　　嘴唇，尽可能地屏气10s　　　　在缓慢且深地吸气的同时，
　　　　　　　　　　　　　　　　　　　　　　　　按压药罐的底部，并继续
　　　　　　　　　　　　　　　　　　　　　　　　吸气。

7. 盖上保护盖

图 5-18　加压定量气雾吸入器使用方式

可能受用药前装置振摇次数、强度、时间影响，而新型 pMDI 不受振摇影响。具体使用方法如图 5-18 所示。

　　pMDI+ 储雾罐：将 pMDI 与装有单向阀的储雾罐相连接，可使按压出的药物暂时储存在储物罐中，手口协调能力差的患者可在按压后缓慢吸入药物。

　　（2）干粉吸入装置（DPI）：如马来酸茚达特罗吸入粉雾剂、噻托溴铵粉吸入剂、乌美溴铵维兰特罗吸入粉雾剂、茚达特罗格隆溴铵吸入粉雾剂、沙美特罗替卡松气雾剂、布地奈德福莫特罗粉吸入剂、氟替美维吸入粉雾剂。由患者吸气触发，对患者协同性要求较低，但需要快速有力地吸气，患者须达到最佳吸气流速并持续 2~3 秒。

（3）**软雾吸入装置（SMI）：** 如噻托溴铵粉吸入剂、噻托溴铵奥达特罗吸入喷雾剂。患者旋转吸入药物底座，有压缩弹簧的机械能为动力，降低对患者吸气流速的要求。由患者主动触发，须与呼吸同步，气溶胶持续时间长达 1.5 秒，患者吸入时间充分。

（4）**雾化吸入器：** 常用于重度及极重度慢阻肺急性加重期的患者，可住院或居家使用。对患者的协同性要求低，可同时辅助供氧。但药物可及性和操作相对复杂。具体操作方式和原则见第五章"二、非药物治疗"25、26。

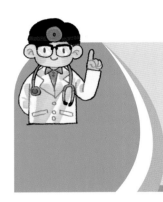

【医生提示】

　　相对使用多种吸入装置而言，将多种药物置于 1 个吸入装置中会更加便捷。因此推荐患者选用那些简单易用的、可以同时容纳多种不同类型药物的吸入装置。

（李　薇）

13. 慢阻肺吸入药物一天中何时吸效果更好

　　吸入药物是治疗慢阻肺最常用、最重要的治疗方式，最佳的药物吸入时间主要取决于药物的种类和患者的症状。一般来说，有以下几种情况。

（1）如果使用的是短效支气管舒张剂（如沙丁胺醇），这类药物一般在 3~5 分钟起效，15~30 分钟达到峰值，患者可以在出现呼吸困难时或运动前根据需要吸入，每次 1~2 喷，每 4~6 小时 1 次。

（2）如果使用的是长效支气管舒张剂（如福莫特罗或噻托溴铵），这类药物一般在 30 分钟内起效，2~3 小时达到峰值，患者可以每天定时吸入，一般是每日 1 次，若白天症状明显可早上吸，若晚上症状明显可晚上吸。

（3）如果使用的是固定剂量的复方制剂（如乌美溴铵 / 维兰特罗或布地奈德 / 格隆溴铵 / 福莫特罗），患者也可以每天定时吸入，每日 2 次的药物可以早晚各 1 次，每日 1 次的药物同样可以根据症状明显的时间选择早上或晚上吸入。

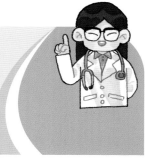

【医生提示】

　　无论使用哪种药物，都要注意正确使用吸入装置，并按医嘱调整用量和频率。如果对药物有任何不良反应或疑问，请及时咨询医生。

（李一诗）

14. 祛痰药可以治疗慢阻肺吗

　　慢性咳痰是慢阻肺患者的常见症状之一，许多患者常常有咳痰不畅、咳痰不尽的困扰，有效的祛痰治疗能够改善慢阻肺伴有黏痰患者的通气功能，减少急性加重频次，提高患者生活质量。因此，祛痰药是治疗慢阻肺的重要辅助药物之一。

　　（1）慢阻肺患者咳痰困难的原因： 正常的人体气道存在纤毛清洁系统，纤毛有效摆动能够帮助人体清除吸进气道的粉尘与病原体。

　　咳痰困难的原因：①患者本身有长期支气管炎症，气道黏液高分泌，导致持续产生大量黏痰（图 5-19）；②患者长期患病，气道纤毛出现不同程度的倒伏、脱落和死亡，无法摆动或者摆动力度不够，支气管内的痰液无法被摆送到咽喉部，导致咳痰困难。

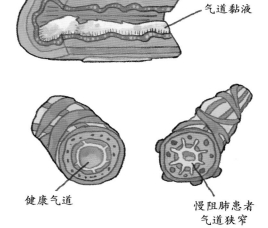

气道黏液

健康气道

慢阻肺患者
气道狭窄

图 5-19　慢阻肺患者气道

　　（2）慢阻肺患者咳痰困难的危害

　　1）加重气道阻塞，导致患者缺氧和呼吸困难。

　　2）痰液为细菌提供营养，病原菌易在气道定植，导致慢阻肺急性加重（图 5-20）。

　　（3）慢阻肺患者常用祛痰药物（图 5-21）： 祛痰药是治疗慢阻肺黏痰的

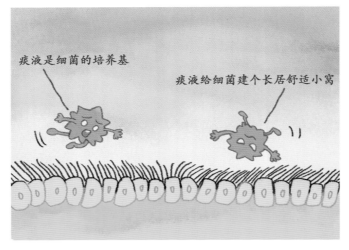

图 5-20　痰液是细菌的培养基

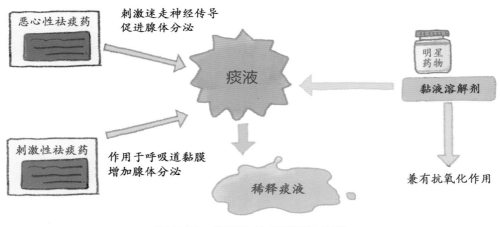

图 5-21　慢阻肺患者常用祛痰药

重要辅助药物，常用祛痰药大致可分为以下几种。

1）黏液溶解剂：作用于黏痰中多种化学成分（如酸性蛋白、黏蛋白等），稀释痰液。代表药有氨溴索、溴己新、乙酰半胱氨酸、羧甲司坦、厄多司坦，其中乙酰半胱氨酸、羧甲司坦、厄多司坦同时具有抗炎抗氧化作用，是慢阻肺明星祛痰药。

2）恶心性祛痰药：刺激胃黏膜迷走神经引起轻度恶心，反射性兴奋支配气管 - 支气管黏膜腺体迷走神经促进腺体分泌，稀释痰液。代表药有氯化铵、碘化钾等，较少单用，多用其复方制剂。适用于呼吸道炎症痰稠又难于咯出者。

3）刺激性祛痰药：大多有挥发性，温和刺激呼吸道黏膜，增加腺体分泌，稀释痰液。多用其改良药物，如口服剂型桃金娘油、桉柠蒎肠溶胶囊。适用于急性呼吸道炎症初期痰少而黏滞不易咯出者。

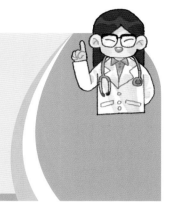

【医生提示】

应在医生指导下选择祛痰药。对于老年人应关注肝肾功能及胃肠道不适等不良反应，吞咽困难患者可选用颗粒剂、泡腾片或液体制剂。避免同时使用强力镇咳药，必要时可联合使用不同机制祛痰药。

（刘骅漫）

15. 慢阻肺患者是否需要经常使用抗生素

在很多人的认知中，慢阻肺患者需要经常使用抗生素来控制感染。但这些患者真的需要经常使用抗生素吗？

想要知道这个问题的答案，我们就要先了解为什么慢阻肺患者容易发生感染。

肺部免疫防御系统是一种与生俱来的防御机制，它由多种不同类型的细胞和分子组成，包括上皮细胞、黏液、纤毛、免疫细胞等，可以通过多种方式防止细菌和病毒进入肺部并引起感染。

上皮细胞和黏液像是一堵厚厚的墙，帮助机体阻挡外来病原体的进入；纤毛像是一把扫帚，可以帮助排出肺部积聚的痰液和病原体；免疫细胞像是一个个功能强大的垃圾桶，可以识别并且"吃掉"肺部的病原体等"垃圾"（图 5-22）。

这些结构和细胞一起协作才能维持肺部的健康状态。

然而，慢阻肺患者的肺部免疫防御系统不完善，细菌更加容易入侵肺部，引起感染。如果不及时治疗，可能会引起肺炎等严重并发症。而且慢阻肺患者会产生更多的痰液，这些痰液是细菌生长的温床，进一步增加了细菌感染的风险。

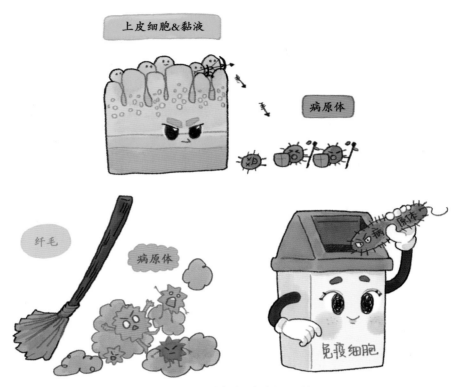

图 5-22　肺部免疫防御系统

　　所以慢阻肺患者应当特别注意防止感染的发生。抗生素作为治疗细菌感染的常用药物，可以被用来控制肺部的细菌感染。

　　但是，经常使用抗生素可能会引发很多问题（图 5-23）。首先，抗生素可能会导致细菌产生耐药性，因此抗生素对细菌的杀灭效果可能会变得越来越弱；其次，使用抗生素还可能会杀灭患者肠道中的一些益生菌，诱发腹泻等症状，这也就是我们常说的"副作用"。

　　需要注意的是，肺部感染不一定全都由细菌引起，很多病毒也会引起肺部感染，而抗生素对病毒感染疗效不好。

　　只有感染存在、症状持续加重，并且有证据证明感

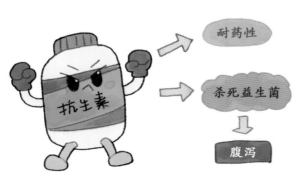

图 5-23　抗生素的副作用

染源于细菌时，才有必要使用抗生素，一般不建议预防性使用抗生素。

那么，有没有其他方法来避免细菌感染呢？答案是肯定的。

（1）保持良好的卫生习惯，例如勤洗手和清洁家居环境，从外部避免接触大量的细菌。

（2）可以选择接种疫苗，例如肺炎疫苗、流感疫苗、新冠疫苗等，让机体对细菌、病毒的入侵提前做好准备。

（3）戒烟对于慢阻肺患者来说也尤为重要。烟草烟气中含有多种有害物质，如尼古丁、一氧化碳、重金属等（图 5-24）。这些有害物质会刺激肺部免疫防御系统，破坏肺部的天然防御机制，吸烟还会刺激肺部产生更多的痰液，进一步增加细菌感染的风险。

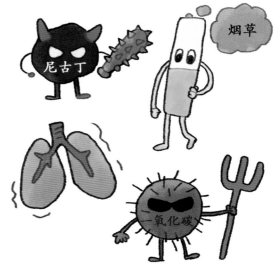

图 5-24 烟草中含有多种有害物质

所以，戒烟不仅可以减少肺部损伤，改善肺部免疫防御系统的功能，还可以减少细菌感染的风险，最终提高慢阻肺患者的生活质量。

（代海韵）

16. 常用慢阻肺药物主要有哪些不良反应

许多慢阻肺患者在家庭治疗中需要长期用药，有时会出现一些不良反应，若处理不当（如擅自停药或随意减少药物剂量），可能导致药物失效，疾病不能得到有效控制，置之不理可能导致严重后果甚至生命危险（图 5-25）。

哪些不良反应可以预防？哪些不良反应可以自行消退？哪些情况需要到医院就诊？

这是我们不能忽视的用药问题。这里介绍三类常用慢阻肺药物的主要不良反应及处理方法。

（1）**支气管舒张剂：**支气管舒张剂是控制慢阻肺症状的主要治疗药物，分为 β_2 肾上腺素受体激动剂、抗胆碱药和茶碱类药物。

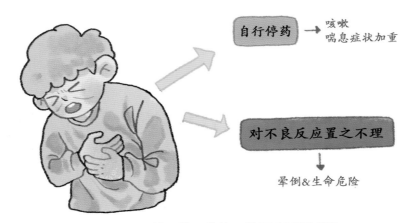

图 5-25　错误使用药物可能导致严重后果

1）β₂ 肾上腺素受体激动剂

代表性药物：沙丁胺醇气雾剂或雾化溶液、福莫特罗粉吸入剂。

不良反应（图 5-26）：常见的不良反应包括心动过速、骨骼肌肉震颤（通常手部较为明显），部分患者会出现入睡困难。若频繁使用或一次吸入过多药物，可能会出现四肢痉挛（罕见不良反应）。

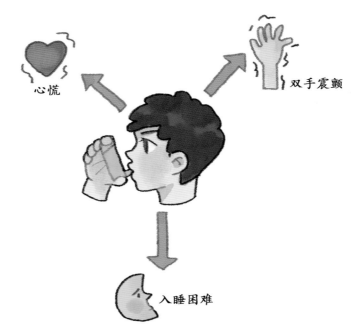

图 5-26　β₂ 肾上腺素受体激动剂常见不良反应

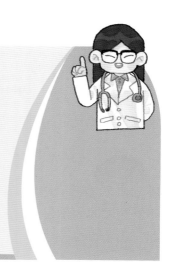

【 医生提示 】

1. β₂肾上腺素受体激动剂引起的不良反应多数情况下较为轻微，通常在用药后仅持续几分钟，经过几天的常规使用后可能完全消失，因此不必过于紧张。

2. 如果不良反应持续存在，需要咨询医生是否需要减少药物剂量、停用药物或更换为其他药物。

2）抗胆碱药

代表性药物：异丙托溴铵气雾剂或雾化溶液、噻托溴铵粉雾剂。

不良反应：口干、恶心、便秘、腹泻、呕吐、头痛、头晕等，偶见视物模糊、眼压升高、眼痛、青光眼、支气管痉挛、心悸、尿潴留等，但均少见，通常为一过性、可自行缓解。

3）茶碱类药物

代表性药物：茶碱缓释片/胶囊、氨茶碱片/注射液、多索茶碱。

不良反应：常见恶心、呕吐、胃部不适、食欲减退等，餐后服用可减轻胃肠道不良反应。

注意：茶碱类药物过量使用可能会导致中毒。

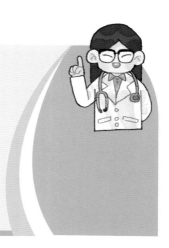

【 医生提示 】

1. 建议定期监测血液中茶碱的血药浓度，以确保既能达到治疗效果，又不会引起严重的不良反应。

2. 一旦出现心慌、发热、失水、惊厥等严重不良反应应当马上停用茶碱类药物，并立即就医。

（2）糖皮质激素： 慢阻肺稳定期患者使用糖皮质激素多为吸入剂型。

代表性药物：沙美特罗替卡松、布地奈德福莫特罗。

不良反应：①局部不良反应：咽痛、声音嘶哑、口腔和咽部真菌感染；②全身不良反应：很少见，偶见震颤、心悸、头痛、头晕、荨麻疹/血管性水肿等过敏反应、喘鸣加重、心律失常、肌肉痉挛、高血糖等。

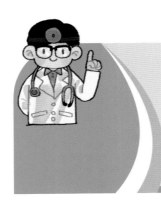

【医生提示】

1. 慢阻肺患者应尽量选择吸入性糖皮质激素，不推荐长期口服激素。

2. 掌握正确使用吸入性糖皮质激素的方法，吸入后一定要及时漱口。

（3）祛痰药

代表性药物：盐酸氨溴索、N-乙酰半胱氨酸、溴己新、桉柠蒎肠溶胶囊、羧甲司坦。

不良反应：总的来说安全性较高，较常见的不良反应包括恶心、呕吐、腹部不适、过敏反应（如皮疹）等。大部分不良反应轻微，经过几天的常规使用后可能完全消失。N-乙酰半胱氨酸雾化吸入溶液因有硫化氢的臭味，除了引起恶心、呕吐之外，可能还会引起流涕、支气管痉挛等不适。

各种慢阻肺药物不良反应及处理方法见表5-3。

表5-3　常用慢阻肺药物不良反应及处理方法

药物种类	代表性药物	安全性	常见不良反应	处理方法
β$_2$肾上腺素受体激动剂	沙丁胺醇气雾剂或雾化溶液、福莫特罗粉吸入剂	好	心动过速、震颤、入睡困难	反应轻微，持续几分钟后自行消失；持续不缓解及时就医；入睡困难者调整用药时间到睡前1~2小时

药物种类	代表性药物	安全性	常见不良反应	处理方法
抗胆碱药	异丙托溴铵气雾剂或雾化溶液、噻托溴铵粉雾剂	好	口干、恶心、便秘、腹泻、呕吐、头痛、头晕等；少见视物模糊、眼压升高、眼痛、青光眼、支气管痉挛、心悸、尿潴留	绝大部分不良反应为一过性，可自行缓解；不缓解者及时就医
茶碱类药物	茶碱缓释片/胶囊、氨茶碱片/注射液、多索茶碱	过量易中毒	恶心、呕吐、胃部不适、食欲减退；中毒早期反应包括恶心、呕吐、易激动、失眠等；严重中毒反应包括心动过速、心律失常、发热、失水、惊厥，甚至呼吸、心搏骤停	餐后用药可减轻胃肠道不良反应，建议用药期间监测血药浓度；若出现中毒早期反应及时咨询医生；若出现严重不良反应立即就医
吸入性糖皮质激素	沙美特罗替卡松、布地奈德福莫特罗	好	咽痛、声音嘶哑、口腔和咽部真菌感染	掌握正确的吸入方法，吸入后及时漱口
祛痰药	盐酸氨溴索、N-乙酰半胱氨酸、溴己新、桉柠蒎（肠溶软胶囊）、羧甲司坦等	较好	恶心、呕吐、腹部不适、过敏反应等	大部分反应轻微，经过几天的常规使用后可能完全消失；如果不良反应持续存在，及时咨询医生

（江瑾玥）

二、非药物治疗

1. 慢阻肺患者可以做介入手术吗

慢阻肺患者可以做介入手术。对于中重度慢阻肺患者来说，药物改善的效果非常有限，近年来也探索了一些新的治疗方式，包括早期的肺移植和外科肺减容术，由于手术并发症多、经济成本高等因素少被推荐；经支气管镜肺减容术（BLVR）取得了比较满意的效果，包括热蒸汽消融肺减容术、支气管镜单向阀技术、支气管镜线圈等，在保证有效的前提下具备微创、病死率低和并发症少的优点。下面对这些主要技术进行介绍。

经支气管镜热蒸汽消融肺减容术（图5-27），是国际上比较先进的治疗手段之一，前期通过CT定量分析能够精准地分析出功能低下、过度膨胀的肺段，通过热蒸汽消融引起组织局部炎症反应，产生永久性纤维化和肺不张，达到肺减容的效果。具有操作时间短、没有植入物、对旁路通气患者没有限制等优点，术后1~3个月症状缓缓改善。

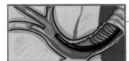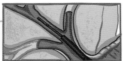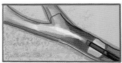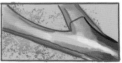

支气管镜插入目标病变段　　导管置入靶肺段气道　　球囊扩张，热蒸汽输入　　基于术前规划，治疗3~10s

图5-27　经支气管镜热蒸汽消融肺减容术示意图

支气管镜单向阀技术也叫支气管活瓣，是一种微创的治疗方法，原理是通过支气管镜在肺气肿肺段置入单向阀，使空气和黏液沿着中央气道方向流动，逐渐导致治疗区空气流出并塌陷，从而使过度充气减轻。最佳适应证为异质性肺气肿并叶裂完整的患者。同时，该技术具有植入物，对患者叶间裂完整性要求高，术后气胸发生率较高，需要注意术后管理。

当然，类似的技术还有很多，也有很多技术正在探索中，包括支气管线圈、生物胶封堵、靶向去神经等。

所以，对于中重度慢阻肺患者来说，手术选择是非常多的，经支气管镜肺减容术以其微创、安全、有效的特点为肺气肿患者治疗提供了新的方案，具体还要取决于肺气肿的分布和侧支通气的程度。患者需要和医生充分沟通，以便取得最大疗效和收益。

（谭小武）

2. 哪些慢阻肺患者可以接受外科手术治疗

慢阻肺患者会伴有气道和肺实质的变化，比如较为常见的肺气肿或肺大疱。正常肺泡壁遭到破坏，肺泡互相融合，形成肺大疱（图5-28）。这些变化为外科手术干预提供了可能的机会。目前较为成熟的外科手术包括肺大疱切除术、外科肺减容术。当然，在某些特定情况下，还可以考虑肺移植。

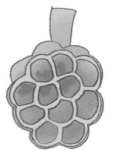
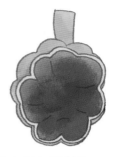

图 5-28　正常肺泡与肺气肿肺泡

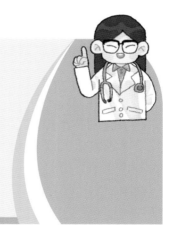

【医生提示】

尽管外科手术治疗能够在一定程度上缓解呼吸困难、减少咳嗽和痰液分泌及提高患者生活质量，但需要注意的是，并不是每一位患者都适合外科手术治疗，能够进行外科手术治疗的患者必须满足一定的条件，这需要医生进行专业而详细的全面评估。

（1）**巨型肺大疱切除术**：巨型肺大疱是指占据一侧胸腔至少三分之一的肺大疱，它可以压迫邻近肺组织。巨型肺大疱切除术是指通过外科手术去除一个或多个巨型肺大疱，以减少呼吸困难、改善呼吸肌及心肺功能。若慢阻肺患者存在巨型肺大疱且药物和呼吸康复治疗无效，可以考虑该手术。

（2）**外科肺减容术**：外科肺减容术是通过手术切除肺气肿组织从而减少肺容积的治疗方式。常见的手术方法有开胸手术、胸腔镜手术。外科肺减容术可改善呼吸困难、肺功能检查结果、运动能力、生存质量，甚至可能改善长期生存率。外科肺减容术并不适合所有患者，常见的适应证和禁忌证见表5-4。在选择外科肺减容术进行治疗前，必须对患者的肺气肿严重程度、心肺功能等进行全面评估，以确定患者能否进行该手术及手术方式等相关事宜。

表 5-4　外科肺减容术的适应证与禁忌证	
当患者有以下特征时， 可考虑进行该手术	**当患者有以下特征时， 不考虑进行该手术**
（1）年龄小于 75 岁 （2）经过最佳药物治疗和最大程度的呼吸康复治疗后仍然存在严重呼吸困难 （3）戒烟超过 6 个月 （4）肺通气功能检查提示明显的阻塞性通气功能障碍（FEV_1 小于预测值的 45%） （5）肺弥散功能检查提示有一定程度的弥散功能 [肺一氧化碳弥散量（D_LCO）不低于预测值的 20%] （6）肺容量测定提示有气体潴留 [残气量（RV）大于预测值的 150%，肺总量（TLC）大于预测值的 120%，RV/TLC 大于 60%] （7）胸部 CT 提示存在过度通气的区域和相对正常的肺组织 （8）康复治疗后，6 分钟步行距离大于 140m	（1）年龄大于 75 岁 （2）胸部高分辨率 CT（HRCT）显示极轻微肺气肿或显示均匀分布的肺气肿改变且没有肺组织保留完好的区域，尤其是 FEV_1 低于预测值的 20% 时 （3）肺泡气体交换明显异常伴 D_LCO 小于预测值的 20%，动脉血二氧化碳分压大于 60mmHg，或者动脉血氧分压小于 45mmHg （4）严重恶病质或肥胖 （5）存在会使手术死亡率升高的共存疾病（严重的冠心病、心力衰竭伴左室射血分数小于 40% 等） （6）无法完成 6~10 周的呼吸康复计划等

（3）肺移植： 肺移植，俗称"换肺"。如果慢阻肺患者经过积极充分的内科治疗仍无法阻止疾病进展，不适合外科肺减容术，甚至术后疾病仍在进展，可考虑进行肺移植。慢阻肺患者必须具备严格的条件才能进行肺移植，最基本的入选标准包括：①BODE 指数大于等于 7；②FEV_1 小于预测值的 15%~20%；③每年病情加重 3 次或 3 次以上；④1 次严重的急性呼吸衰竭伴高碳酸血症；⑤中至重度肺动脉高压。当然这些只是最基本的入选条件，患者满足这些条件后，还需要进行更加严格而详细的全面评估，才能确定是否可以行肺移植手术。

（张云辉）

3. 慢阻肺患者可以换肺吗

"换肺"，医学上称为"肺移植"，是指用他人的健康肺脏来替换患者的一侧或双侧病变肺脏的手术。替换双侧肺脏称为"双侧肺移植"，最常实施；仅替换一侧肺脏称为"单侧肺移植"；其他类型的肺移植则较少见，包括接受来自家人或朋友的部分肺组织（肺叶移植），偶尔有患者会同时接受双侧肺移植和心脏移植（心肺联合移植）。

迄今为止，慢阻肺和肺间质纤维化仍是肺移植的最主要适应证。当慢阻肺患者在尝试其他所有治疗都失败，并且肺部疾病已经发展至终末期，严重到可能在 1~2 年内死亡时，肺移植就成为延长生命、提高生活质量的唯一有效的治疗手段。慢阻肺患者大多选择双侧肺移植，但肺移植的具体类型取决于肺部疾病和个体状况等综合因素。

肺移植手术的风险大、花费大，对每一位慢阻肺患者而言，肺移植都是一个非常重大的选择。患者的移植意愿、家人的全力支持、一定的经济基础，对肺移植手术的成功开展都是不可或缺的（图 5-29）。

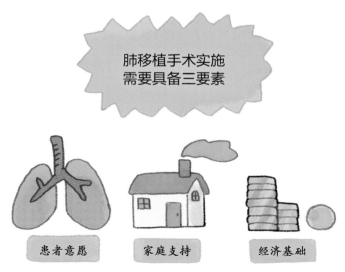

图 5-29　肺移植手术实施三要素

想要使患者获得最大的生存获益，需要选择合适的时机实施肺移植手术。当慢阻肺患者出现以下情况时（图 5-30），建议尽快前往肺移植门诊进行移植咨询。

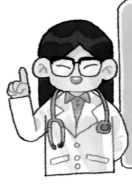

1. 经过戒烟、药物治疗、肺
康复和氧疗等综合治疗后，
病情仍持续恶化
2. 安静状态下需要吸氧
3. 出现二氧化碳潴留且不断
加重
4. 活动能力进行性下降

图 5-30　慢阻肺患者肺移植时机

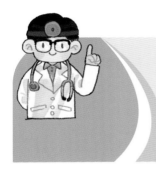

【医生提示】

　　肺移植不宜过早，也不宜过晚，在合适
时机接受肺移植手术，方能实现最佳的生存
获益。

肺移植手术应该在专业的移植中心开展，以下几点需要知晓。

（1）**肺移植前应做些什么**：肺移植前，患者应接受全面、系统的术前评估，以明确是否已经达到移植标准，同时排查有无影响手术安全的禁忌。术前患者还应通过戒烟、康复锻炼、健康饮食等多种措施，尽量保持身体处于相对稳定状态，以利于肺移植手术的顺利实施和术后的快速康复。

（2）**肺移植需要符合哪些条件**：并非每位进行肺移植评估的患者最后都能实施手术，需要同时符合下述条件（图 5-31）。

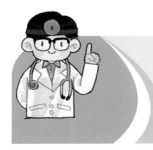

【医生提示】

　　术前评估对确定慢阻肺患者是否适合实
施肺移植手术至关重要。

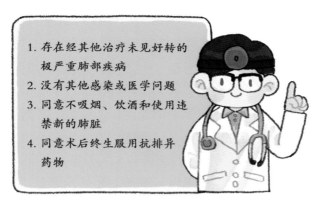

1. 存在经其他治疗未见好转的极严重肺部疾病
2. 没有其他感染或医学问题
3. 同意不吸烟、饮酒和使用违禁新的肺脏
4. 同意术后终生服用抗排异药物

图 5-31　拟行肺移植患者还需具备的条件

（3）肺移植后会发生什么：手术后，大多数患者须住院数周才能回家。不论在医院还是在家，医生都会密切监测患者的身体情况，以确保新的肺脏工作正常。移植后患者将开始服用抗排异药物，以防机体的免疫系统排斥新肺脏，但这些药物也会使免疫系统难以抵抗感染侵袭。因此，肺移植术后需要时刻警惕有无新发感染，并在必要时应用抗生素治疗。

每年的 6 月 11 日是中国器官捐献日。没有捐献就没有移植，我们感谢器官捐献者及其家人，正是他们的无私奉献，让器官衰竭者获得了重生，让生命在大爱中延续。

（赵　丽）

4. 手术可以让慢阻肺患者痊愈吗

慢阻肺患者长年经受病痛折磨，不少患者有通过手术治愈慢阻肺的想法。那么，到底手术治疗是否可以治愈慢阻肺呢？答案是肯定的。相比于药物治疗而言，肺移植手术几乎是唯一可能治愈慢阻肺的治疗措施。如果慢阻肺病情严重，规范的内科治疗（包括戒烟、药物治疗、康复锻炼、居家吸氧等）仍然不能阻止疾病进展，同时不适合肺减容手术，可以考虑进行肺移植手术。

需要提醒大家的是，肺移植手术并不能保证一定治愈慢阻肺，8%~9%的慢阻肺患者在肺移植手术后 3 个月内死亡。即使度过术后感染第一关，目前慢阻肺肺移植患者术后平均生存时间也仅为 7.1 年。由此可见，肺移植手术这一根治性治疗措施也需要谨慎选择，一般医生会建议满足肺功能极重度损害、每年病情加重超过 3 次、至少 1 次严重急性呼吸衰竭等条件的慢阻肺患者进行肺移植手术。换言之，轻症、急性加重频率低、急性加重程度轻、尚未经过规范性药物治疗的患者不适合肺移植手术治疗。

手术根治慢阻肺这条路并不好走，但是内科介入治疗却可以使很多慢阻肺患者获益。目前，国内多个地区的大型呼吸病诊疗中心都可开展经支气管镜肺减容术，这项技术通过将支气管单向活瓣放置到肺气肿严重的区域，将该区域内残存的气体单向排出体外，从而达到减小病变肺叶体积的效果。经支气管镜肺减容术基本可以达到外科肺减容术的效果，既能改善患者肺功能，缓解呼吸困难的症状，又能提高患者运动耐力和生活质量，同时还可避免外科手术所带来的创伤和风险。

支气管镜下介入治疗慢阻肺的新技术层出不穷，近年来，支气管镜下放置弹簧圈、使用热蒸汽、放置气道旁路支架、局部注射生物胶等技术都可能很快应用到临床，为提高慢阻肺患者治疗效果提供更多的选择。

（杨拴盈）

5. 有哪些新的介入治疗方法

慢阻肺常规的治疗方法包括药物治疗、吸氧和肺康复训练等。随着医学技术的不断进步，越来越多针对慢阻肺的微创介入治疗方法被研发和应用于临床。

目前主要采取以下三种方法介入治疗慢阻肺：①减少严重肺气肿肺叶的容积；②消融主支气管周围神经；③破坏过度增生的杯状细胞和过多的黏膜下腺体。

目前主要的介入治疗新技术有以下几种。

（1）通过减少严重肺气肿肺叶容积治疗慢阻肺的介入新技术

1）支气管内单向活瓣肺减容技术：通过在气道内放置一个只允许气体流出而不流入的活瓣，减少肺过度充气和呼吸困难。目前该技术在国内可以开展。

2）弹簧圈肺减容技术：把拉直状态的弹簧圈放置到细支气管内，置入后弹簧圈恢复卷曲状态，使相应区域肺组织聚拢并萎陷，减少过度充气的肺组织。目前该技术在国内处于临床试验阶段。

3）生物肺减容技术：通过向支气管内注入一种能够引起局部炎症反应的生物材料，使部分肺组织萎缩和纤维化，达到肺减容的效果。目前该技术在国内暂不能开展。

4）经支气管热蒸汽消融肺减容技术：通过向支气管内注入高温水蒸气，损伤部分肺组织，促进其纤维化和萎缩，达到肺减容的效果。目前该技术在国内可以开展。

5）气道旁路肺减容技术：通过在气道壁上开一个小孔，连接一根管子，让部分肺泡中的空气流出，达到肺减容的效果。目前该技术在国内暂不能开展。

（2）通过消融主支气管周围神经治疗慢阻肺的介入新技术：肺部靶向去神经消融技术的原理是应用热消融或冷消融装置对主支气管周围的神经进行消融，阻断其支配作用，达到永久性的抗胆碱作用，降低气道平滑肌张力，使黏液分泌减少，从而改善慢阻肺的临床症状。该技术目前正在临床试验中。

（3）通过破坏过度增生的杯状细胞和过多的黏膜下腺体治疗慢阻肺的介入新技术：液氮冷冻定量喷雾技术的原理是在气道内进行液氮冷冻定量喷雾，对慢性支气管炎的气道进行深度为 0.1~0.5mm 的冷冻消融治疗，通过冷冻破坏过度增生的杯状细胞和过多的黏膜下腺体，减少呼吸道炎症和气道分泌物。该技术目前正在临床试验中。

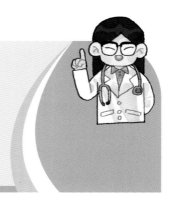

【医生提示】

　　目前大多数治疗慢阻肺的介入治疗方法均有非常严格的人群限制，并不适合所有慢阻肺患者，药物等传统治疗效果不佳的患者可到有经验的大型呼吸病诊疗中心就诊咨询。

（郭述良）

6. 手术后是不是不需要用药了

慢阻肺患者需要长期用药，即使做了手术，也是需要坚持用药的。除了用药，慢阻肺患者手术后还需要注意以下几点。

（1）好好休养：平时注意休息，不要熬夜，保证睡眠时间，提高睡眠质量；手术后要避免大声咳嗽、讲话以及深呼吸，否则会影响伤口愈合，导致气胸再次发作。

（2）**膳食科学化**：科学合理的膳食有助于促进术后的恢复，手术后在饮食方面要加以调整，尽可能多摄入一些柔软的、易消化的富含蛋白质、维生素的食物，以及含有胶原蛋白或者黏液质、胶类的食物；不吃过于辛辣、油腻、刺激性的食物，防止术后的瘢痕旁边再有新的肺气肿生成，以利于病情的康复。

（3）**呼吸功能锻炼**：在术后3个月内每天适当进行呼吸锻炼，如经鼻吸气后像吹口哨一样慢慢将气体呼出，以无不适为度，这可促进肺进一步复张，有效避免手术侧胸廓塌陷。

（4）**适当运动**：适当运动锻炼可以提高机体的抗病能力，增强自身免疫力。但是，运动必须在专业康复师的指导下进行，坚持循序渐进、劳逸结合的原则，参加慢跑、打太极拳等舒缓的运动进行功能康复训练，不能做过于剧烈的运动。

（5）**及时排痰**：患者多少会存在一些分泌物，有时刀口疼痛不敢咳嗽，痰积在肺内会引起感染。

（6）**戒烟戒酒**：手术后除了要戒烟戒酒外，还要避免其他空气污染物的接触，比如粉尘、家具中的甲醛、香水等。

（7）**注意保暖**：手术后，人体的功能往往会出现不同程度的下降，为了减少和避免外界不良因素的侵袭，在治疗恢复期间，还要注意做好保暖措施，尤其是在天气变化较大的情况下，一定要及时添加衣物，避免受凉感冒。

（8）**心理护理**：积极乐观的生活态度在一定程度上可以提高人体的抗病能力，手术后要保持良好的心理状态，避免受到悲观、抑郁、紧张等不良情绪的负面影响，这样不利于机体的康复。

（9）**其他护理**：特别是老年患者，需要注意对症处理，例如吸氧，增加吻合口周围微环境的氧含量，促进组织愈合。

（胡志平）

7. 什么是康复治疗

康复治疗是临床上针对患者的各种器官功能障碍，采用声、光、电、磁、热等综合的治疗手段进行康复的过程。肺康复（又称呼吸康复）治疗是指对受损的肺组织进行功能的恢复，适用于日常生活能力下降的慢性呼吸系统疾病患者，促进患者肺功能的恢复，提高其日常生活能力。

肺康复适用于：慢性呼吸系统疾病，主要包括慢阻肺、支气管哮喘、肺癌、囊性肺纤维化、间质性肺疾病（包括急性呼吸窘迫综合征后继发性肺纤维化）、肺减容手术前后、支气管扩张等；继发性呼吸功能障碍，包括其他造成呼吸障碍的疾病，如周围肌肉病、神经肌肉疾病、呼吸肌功能障碍、心肌损伤、社会心理异常、脑卒中稳定期等。

常见的肺康复训练方法包括全身的锻炼和局部呼吸肌肉的锻炼，不同患者根据具体的情况来进行选择。

（1）全身的锻炼： 包括慢跑、游泳、骑车、瑜伽等，运动过程中需要观察自己的呼吸频率和心率，选择个人能承受的运动强度，循序渐进。此外，中国特色的太极拳、八段锦等锻炼方法也适合老年患者。有些患者会问：在家里能不能锻炼呢？实际上，在家里做做家务、唱唱歌，也起到了辅助锻炼的作用。

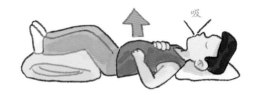
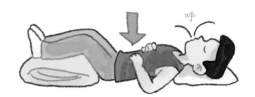

图 5-32　腹式呼吸

（2）局部呼吸肌肉的锻炼： 包括缩唇呼吸、吹气球、做呼吸操等。

1）腹式呼吸（图 5-32）：患者在放松状态下，经鼻吸气，一手放于腹部，一手放于胸口，吸气时腹部放松，使腹部逐渐向外膨出，感受吸进去的气体向肺底部扩充，微微憋气后经口将气体呼出，这时置于腹部的手可以稍稍向上向内按压使膈肌上抬，将气体排出。腹式呼吸特别适用于年老卧床或者体力差的患者，锻炼方法简单，活动量小。

2）缩唇呼吸（图 5-33）：在配合腹式呼吸的基础上，经鼻吸气后，略憋气，将嘴唇噘起来或像吹笛子一样，使气体慢慢呼出去，尽量使吸气与呼气的时间比例达到 1：2，逐步增加到 1：3 或 1：4。

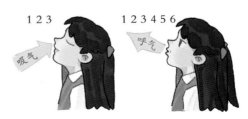

图 5-33　缩唇呼吸

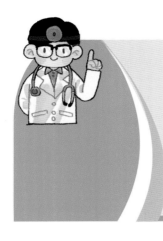

【医生提示】

不管体力如何，患者疾病好转后都可以慢慢开始康复。刚开始可以选择简单的康复方式，随后逐渐增加难度，循序渐进。如果患者卧床不能动，也可采取超短波、微波、低频神经肌肉电刺激或超声药物导入等被动方式促进肌肉运动。让我们一起，让"肺"动起来！

（王　丹）

8. 为什么要在医生指导下锻炼

常言道，生命在于运动。对于慢阻肺患者，无论是在住院治疗的急性加重恢复阶段，还是在居家治疗的稳定期，锻炼都是非常重要的，是慢阻肺患者非药物治疗中非常重要的环节。

那么，慢阻肺患者能否自行锻炼呢？答案是肯定的，大部分稳定期的患者是可以自行锻炼的，但需要在医生指导下进行（图5-34）。

慢阻肺患者可以进行的呼吸康复训练项目有很多。制订训练计划，就如同患者到医院看病找医生开处方一样，要做到量体裁衣，因人而异。只有这样，才能让患者获得合适的训练方法，达到最佳的锻炼效果。正所谓，治

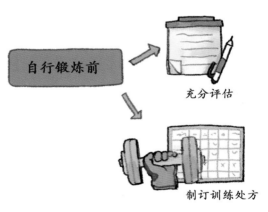

图 5-34　慢阻肺患者应在医生指导下开始锻炼

疗追求在最小的临床风险下，获得最大的价值。因此，在开展康复训练前，最重要的一步就是对患者的病情进行非常详细、全方位的评估，包括呼吸困难程度、营养状况、全身合并症、肌肉力量、关节活动度以及神经精神状态等。

举个例子，虽然慢阻肺患者都存在一定程度的肺功能减退，但每个患者肺功能减退的程度及运动耐量是不同的，有的人平路快走才感觉气短，有的人连穿衣洗脸等都感到呼吸困难。显而易见，对于不同的个体，制订的锻炼内容和运动量是不可能相同的，也就是说医生开的运动处方一定是不一样的。专科医生常会根据不同的临床量表进行呼吸困难程度的判定，其中 mMRC 呼吸困难评分（表 5-5）和 6 分钟步行试验（6MWT）就是临床最常用的、简单易行的评估方法。

表 5-5　mMRC 呼吸困难评分	
mMRC 0 级	仅在剧烈运动时才出现呼吸困难
mMRC 1 级	仅在平地快速行走或爬小坡时出现气短
mMRC 2 级	因为呼吸困难，在平地行走时比同龄人慢，或者按照正常人速度行走时需要停下来喘息
mMRC 3 级	在平地行走 100m 或几分钟后就需要停下来喘息
mMRC 4 级	因为严重呼吸困难而无法离开家，或在穿衣脱衣时就出现呼吸困难

可见，虽然都是慢阻肺患者，但每一位慢阻肺患者都有其特殊性。因此，每一位慢阻肺患者都需要经过专科医生详细询问病史、进行体格检查及必要的辅助检查，认真评估后才能制订出科学合理、个体化的运动处方。

【医生提示】

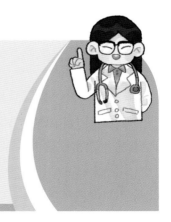

　　慢阻肺患者的康复训练（部分项目可以自行进行）有助于增强肌肉力量，增强运动耐力，缓解呼吸困难，提高生活质量。切记在自行锻炼前一定要请专科医生进行认真评估，开出科学合理、适合自己的运动处方。

（许建英）

9. 如何判断运动强度

（1）症状提示法

1）以下是运动强度处于中等水平的提示：①呼吸加快，但没有喘不过气来；②运动约10分钟后会出汗；③可以继续正常说话，但不能唱歌。

2）以下是运动强度处于较高水平的提示：①呼吸深而快；②运动几分钟后就会出汗；③基本不能正常说话，不停地喘气。

注意不要过于频繁地强迫自己做过多的运动。如果感到呼吸困难、疼痛等，锻炼强度可能会高于健康水平，需要减量，然后根据身体状态和锻炼进展，逐渐增加强度。

（2）目标心率计算法： 另一种测量运动强度的方法是观察心脏在体育活动中的跳动。要使用这种方法，首先必须计算出最大心率——也就是要确定心血管系统所能处理的上限。

一般可以用220减去年龄来计算最大心率。例如，如果是45岁，220减去45得到最大心率175。这是运动期间每分钟心脏跳动的平均最大次数。知道了最大心率，就可以计算出目标心率区域。

通常建议目标心率为：①中等运动强度：最大心率的50%~70%；②剧烈运动强度：最大心率的70%~85%。

如果身体不适，或者开始一项运动计划，建议先把目标心率区域定得低一点，然后逐渐增加强度。如果平时身体比较强健，可以适当选择更高的区域。

那么，如何确定目标心率区域呢？有一个简单的计算方法。如果目标心率在70%~85%，可以使用心率储备（HRR）方法计算目标心率区域，如下所示：

1）从220减去年龄，得到最大心率。

2）通过计算休息时每分钟心跳的次数来计算静息心率，对于普通成年人来说，通常在每分钟60~100次。

3）从最大心率中减去静息心率来计算心率储备（HRR）。

4）将HRR乘以0.7（70%），把静息心率加到这个数字上，再将HRR乘以0.85（85%）后与静息心率相加，得到的这两个数值就是平均目标心率区间，剧烈运动时的心率一般应介于这两个数值之间。

例如，假设年龄是45岁，首先,220减去45得到175，这是最大心率。

假设静息心率是每分钟 80 次，175 减去 80，得到 HRR 是 95。将 95 乘以 0.7（70%）得到 66.5，然后加上静息心率 80 得到 146.5。将 95 乘以 0.85（85%）得到 80.75，然后将加上静息心率 80 得到 160.75。那么剧烈运动的目标心率区域就是每分钟 146.5~160.75 次。

（秦 鸿）

10. 慢阻肺患者可以选择哪些体育锻炼

慢阻肺患者可通过康复锻炼提升呼吸肌肌力和运动耐力，以改善呼吸困难症状，提高生存质量。方法学主要包括呼吸训练和全身肌肉训练，基本以有氧训练为主，患者需要量力而行，循序渐进，肺功能差（低于正常值30%）的患者可以在床边吸氧甚至在使用面罩无创呼吸机状态下进行。

（1）呼吸训练

1）缩唇呼吸：全身肌肉放松，吸气，数 1、2、3，屏气 3 秒，口唇呈"吹口哨"状，缓慢将气呼出，数 1、2、3、4、5、6（图 5-35）。

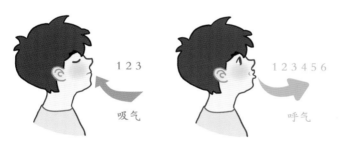

图 5-35 缩唇呼吸

2）腹式呼吸：全身肌肉放松，一只手放在腹部肚脐上，另一只手置于胸部，吸气时腹部扩张，胸部保持不动，屏气 1 秒，呼气时腹部内收，胸部保持不动。

3）呼吸训练器训练：应用呼吸训练器训练呼吸肌肉的力量，让呼吸更加顺畅。

4）呼吸操：全身性的运动，扩张胸部，改善呼吸困难，一定程度上改善骨骼肌功能障碍。

（2）全身肌肉训练：分为耐力训练和阻抗训练。

1）耐力训练

A. 步行：散步也可以提升患者的肺功能，步行的速度和距离一般根据患者自身的情况而定，并且可以在步行的过程中配合扩胸运动。

那么，怎样走路才健康？

一是走路姿势正确。抬头挺胸，目光平视，躯干自然伸直；收腹，身体重心稍向前移；上肢与下肢配合协调，步伐适中，两脚落地有节奏感。

二是速度要合适。衡量速度是否适当的方法是看运动时的心率。可用220减去年龄求得最大心率，用最大心率百分比来衡量运动强度。一般中低强度运动应该将心率控制在最大心率的70%以下。一般而言，慢速走是每分钟80步，中速走是每分钟100步，快速走是每分钟120步。

三是走路的时间、地点要合适。尽量选择平坦的路面，减少损伤风险。老年人不适合在寒冷季节过早进行运动，早晨八九点、下午三四点、晚饭后都是散步的好时间。最好能够搭配一双适合健步走的运动鞋。

B. 骑自行车：相较于步行，骑自行车的强度稍大，应尽量选择轻便的自行车，在骑车的时候身体向前倾斜，有利于增强呼吸能力及锻炼肌肉力量。

C. 练习八段锦：八段锦来源于古代养生保健功法，具有提高人体正气、御邪防病的作用，对慢阻肺患者的肺功能改善有很大的帮助，建议患者每天练习八段锦1~2次，循序渐进（图5-36）。

另外，还有许多运动可以选择，锻炼形式要符合自己的爱好，锻炼强度和量要适合自己的身体条件，这是锻炼是否健康的核心要素。如骨关节不好的人可以选择游泳；掌握羽毛球、乒乓球、网球运动技能的人可以选择这些自己喜爱的项目。然而，这些运动的适宜程度取决于个人的体力水平。如果在运动后感到特别疲劳且难以迅速恢复，那就不太建议继续进行这些运动。

2）阻抗训练：通过增加阻力来提高肌肉的力量，提高活动能力。可以利用哑铃、单车器械进行训练，原地做简易的瑜伽动作也可以松解痉挛的肌肉，牵拉呼吸肌，使呼吸更加顺畅。

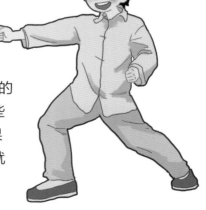

图 5-36　八段锦

（王　斌）

11. 哪些呼吸锻炼在家就可以做

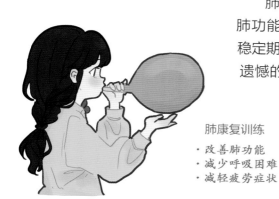

肺康复训练可显著改善慢阻肺患者的肺功能，减少呼吸困难和疲劳的症状，是稳定期患者管理的核心内容（图 5-37）。但遗憾的是，慢阻肺患者肺康复训练的参与率不足 50%（8.3%~49.6%），且超过 1/3（36.7%）的患者中途退出。因此，选择一种适合自己的且能长期坚持的训练方法非常重要。

肺康复训练
· 改善肺功能
· 减少呼吸困难
· 减轻疲劳症状

图 5-37　肺康复训练

肺康复训练的方法有很多，常见在家中就可以进行的训练方法包括运动锻炼、腹式呼吸、缩唇呼吸、唱歌和吹气球等。其中吹气球的方法由于其娱乐性较强，能够有效增加训练坚持时间，从而获得了广大患者的认可。多项研究表明，吹气球训练方法能明显改善患者的肺功能水平。

吹气球训练方法一般选用容量为 500~800ml 的气球，最好将气球与珍珠奶茶的吸管（较粗、较硬，不易咬扁）一端连接，用线绑紧，吹气时咬住吸管另一端即可进行吹气球锻炼。具体方法是：深吸一口气至不能再吸气，稍屏气后向气球内部缓慢吹气，需要注意的是吹气期间不能重新吸气，而是一口气将气球吹到一定的位置，以保证肺部气体完全吹入，至无法吹出气体，然后维持一定的时间。重复上述动作，每分钟吹气球 5~8 次。患者掌握要领后可调整吸吹时间，吸气 1~2 秒，吹气 3~4 秒，即尽可能地延长吹气时间。每组练习 20~30 次，以不感到劳累为宜，每天练习 4~5 组。吹气球训练的关键不在于将气球吹得大，而是在于吹得时间长，另外，家人的陪伴会促进患者的锻炼热情，提高锻炼效果。

吹气球锻炼需要注意的是，已诊断肺大疱的患者不宜采用此法，以防胸腔内压骤然增加引起气胸。此方法如能配合缩唇呼吸、腹式呼吸、呼吸操等训练方法效果更佳。如还能配合长期正确的家庭氧疗，可有效减轻患者缺氧程度，能较大地提高患者的生活质量。

（于连政）

12. 呼吸操怎么做

（1）**呼吸操的重点是什么：** 呼吸方式分为腹式呼吸和胸式呼吸。慢阻肺患者可由于肺气肿导致膈肌下移而呈现呼吸浅快的胸式呼吸，既不能保证肺脏有效的通气量，又易出现呼吸肌疲劳。因此，训练深而缓的膈肌运动为主的腹式呼吸既能提高肺泡通气量，又能降低呼吸功耗，改善气促症状。这就是呼吸操的重点——训练腹式呼吸。

（2）**参与呼吸运动的肌肉有哪些：** 参与呼吸运动的肌肉分为吸气肌和呼气肌（图 5-38）。

1）吸气肌：膈肌 + 肋间外肌，用力吸气时，还有胸锁乳突肌、背部肌群、胸部肌群等发生收缩，参与扩张胸廓。

2）呼气肌：包括肋间内肌、腹肌。用力呼气时，除了膈肌、肋间外肌的舒张，肋间内肌、腹肌等发生收缩，参与收缩胸廓。

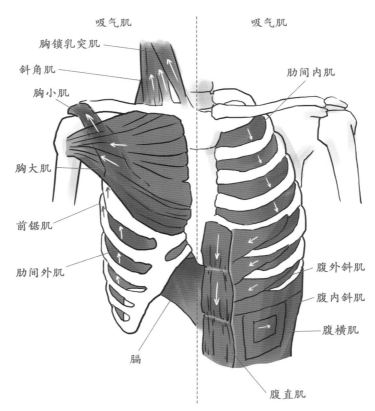

图 5-38　参与呼吸运动的肌肉

（3）慢阻肺患者呼吸操怎么做

1）站立位呼吸操（图 5-39）：①双脚并肩站立，双手自然下垂；②迈步向前，双手向头顶两侧上举，同时经鼻深吸气；③退步回收，低头弯腰双臂交叉抱膝，同时缩唇深呼气；④交换跨脚，重复以上动作，吸气时间、呼气时间之比控制在 1∶2；⑤个人可在此基础上适当调整改动，如单臂上举。建议每组动作训练 3~5 分钟，每次 3 组。

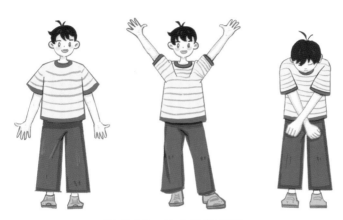

图 5-39　站立位呼吸操

2）坐位呼吸操（图 5-40）：①坐在椅子上，双脚自然下垂落地；②双手向头顶两侧上举，上翘伸直一条小腿，同时经鼻深吸气；③双臂放下交叉抱膝，小腿回收落地，同时缩唇深呼气；④交换小腿上翘伸直，重复以上动作，吸气时间、呼气时间之比控制在 1∶2；⑤个人可在此基础上适当调整改动，如单臂上举。建议每组动作训练 3~5 分钟，每次 3 组。

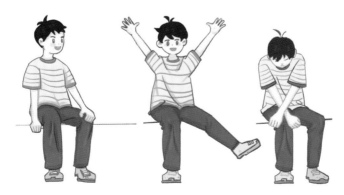

图 5-40　坐位呼吸操

总之，呼吸操的关键在于打开胸廓，加强吸气肌肉与呼气肌肉的锻炼，强化腹式呼吸，增加肺泡通气量，减少呼吸过程中的氧耗，从而改善呼吸效能。

（李　雯）

13. 腹式呼吸怎么做

很多呼吸系统慢性疾病患者的呼吸频率过快，呼吸急促、短浅，吸入的新鲜空气还没有到达肺脏的深部，便被匆忙地呼出来了，气体交换的目的并没有很好地实现。为了满足生活中的用氧需要，就必须增加呼吸频率，但是，喘憋症状就会更明显。因此，慢阻肺患者需要学习一种"效率高"的呼吸方式——腹式呼吸。

腹式呼吸以膈肌运动为主，吸气时胸廓的上、下径增大（图 5-41）。正常的腹式呼吸 1 次为 10~15 秒，能吸入约 500ml 空气。腹式呼吸时，膈肌会下降，腹压增加，感觉好像是空气直接进入腹部。

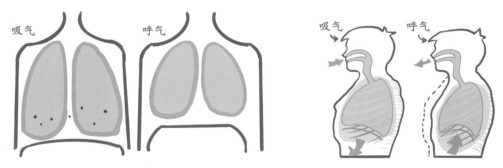

图 5-41　腹式呼吸

（1）腹式呼吸具有以下优点：

1）通过增加膈肌活动范围，直接影响肺通气量，增加肺活量，同时改善心肺功能。

2）腹式呼吸时，由于腹腔压力规律性增减，促进肠蠕动，防止便秘。

3）激活躯干的局部稳定肌——膈肌、盆底肌和腹横肌，也可以调节腹内压，并提高腰椎稳定性。

4）改善腹部脏器的功能：改善脾胃功能，疏肝利胆，促进胆汁分泌。

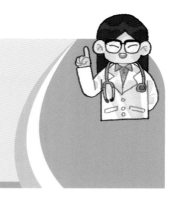

【医生提示】

　　膈肌每下降1cm，肺通气量可增加250~300ml。坚持腹式呼吸半年，可使膈肌活动范围增加4cm。这对于肺功能的改善大有好处，是老年性肺气肿及其他肺通气障碍的重要康复手段之一。

（2）腹式呼吸的具体做法：

　　1）初步练习时，宜采用仰卧舒适体位，双腿弯曲，屈髋屈膝（图5-42）。

　　2）一只手放在胸前，另一只手放在腹部，把腹部想象成一个气球（图5-43）。

　　3）平静呼吸，用鼻子吸气，最大限度地向外扩张腹部，胸部保持不动，略停1~2秒，然后用嘴呼气，把所有废气从肺部呼出去，腹部最大限度地收缩，肚脐凹向脊柱，放在腹部的手可稍加压力，胸部保持不动（图5-44）。

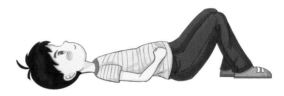

图 5-42　腹式呼吸（1）

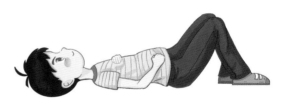

图 5-43　腹式呼吸（2）

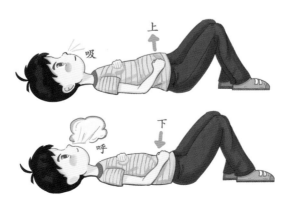

图 5-44　腹式呼吸（3）

4）吸气、呼气时间比为1：2，吸气时数1、2，吐气时数1、2、3、4（图5-45）。

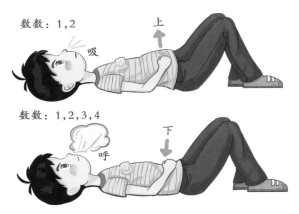

图5-45　腹式呼吸（4）

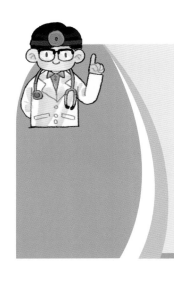

【医生提示】

　　腹式呼吸的关键是无论是吸气还是呼气都要尽量达到"极限"量，即吸到不能再吸，呼到不能再呼；同理，腹部也要相应胀大与收缩到极点，如果每口气直达丹田则更好。长期坚持腹式呼吸不仅有利于减少肺内残余气量，改善肺功能，而且对于慢性支气管炎、慢阻肺的患者还能起到延缓病情进展的作用。

（3）腹式呼吸注意事项：

1）呼吸要深长而缓慢。

2）用鼻吸气，用口呼气。

3）一呼一吸掌握在15秒左右，即深吸气（鼓起肚子）3~5秒，屏息1秒，然后慢呼气（回缩肚子）5~10秒，屏息1秒。

4）身体好的人，屏息时间可延长，呼吸节奏尽量放慢，呼吸加深。身体差的人，可以不屏息，但气要吸足。坐式、卧式、走式、跑式皆可，练到微热微汗即可。

5）循序渐进，刚开始训练 1~2 分钟，直至 10~15 分钟，每日练习腹式呼吸 2 次，持续时间 4~8 周。

（李杰红）

14. 缩唇呼吸怎么做

（1）什么是缩唇呼吸：缩唇呼吸是指用鼻吸气，用口呼气，呼气时口唇缩成"吹口哨状"，将气体慢慢呼出（呼气流量以可使距口唇 15~20cm 处与口唇等高的蜡烛火焰随气流倾斜又不至于熄灭为宜），尽量呼出最多的气体。这种方法能防止气道陷闭，使每次通气量增加，呼吸频率和每分钟通气量降低。学会在静息时使用本方法后，也可在运动时使用。

（2）为什么要做缩唇呼吸：很多人发现自己长时间佩戴口罩后会出现喘憋、胸闷等症状，摘下口罩后症状便随即消失，这便可能与心肺功能欠佳有关。中老年人群在冬季常会出现呼吸系统相关问题，在积极进行药物治疗的同时，日常呼吸功能锻炼也非常重要。适当的呼吸功能锻炼有助于提高心肺功能。

正常人是从气道直接吐气，而慢阻肺患者存在早期气道陷闭，小气道塌陷的问题，即在吐气的时候，气吐不干净，肺里残余了大量的废气，无法排出。让慢阻肺患者通过延长吐气的过程，尽量把肺里的废气排出去，那么下一口吸进来富含氧的空气就会增多，有利于减轻患者呼吸困难的程度，同时也可以增加新鲜空气的吸入量，放松全身肌肉，改善患者缺氧，并减少二氧化碳潴留。

缩唇呼吸是一个很好的方式，简单易行，在任何安全环境下都可以有效地开展，同时还能够增强自身体质。

（3）缩唇呼吸具体怎么做（图 5-46）

1）端坐，双手扶膝，用鼻子吸气。

2）呼气时缩唇轻闭，慢慢地轻轻呼出气体，同时收缩腹部。

3）吸气和呼气的时间比例在 1∶2 或 1∶3（吸气时默数 1、2，呼气时默数 1、2、3、4）。每天练习 3~4 次，每次 15~20 分钟。逐渐延长呼吸时间，降低呼吸频率。

建议养成缩唇呼吸的习惯，将缩唇呼吸贯穿于日常生活中。

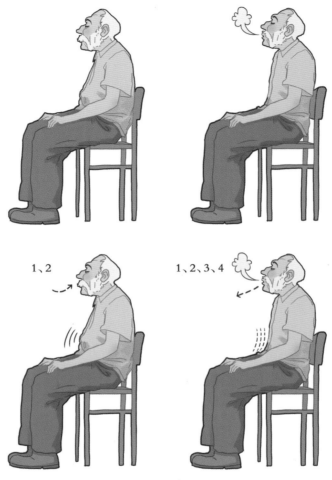

1、2

1、2、3、4

图 5-46　缩唇呼吸

（赵　帆）

15. 适合轻度慢阻肺患者的运动有哪些

运动锻炼和身体活动可使心脏更强壮、更健康，增强手臂、身体及腿部的肌力，改善呼吸，清除肺中痰液，缓解恐惧和焦虑。

适合轻度慢阻肺患者的运动有哪些？运动指南主要推荐有氧运动和肌力训练。

（1）有氧运动：几乎每个轻度慢阻肺患者都可以进行有氧运动。适宜的有氧运动包括做呼吸操、慢跑、走路、骑自行车、游泳、走路、太极拳、八段锦等。

1）呼吸操：常用的方法有深快过度呼吸法。呼吸频率在每分钟 30~60 次，每天锻炼时间不少于 20 分钟。

患者根据呼吸困难的程度可以分多次进行，还可以进行缩唇呼吸以及腹式呼吸。

全身呼吸体操：在腹式呼吸锻炼的基础上进行的全身性锻炼，一般是将腹式呼吸和扩胸、弯腰、下蹲等动作结合在一起。每次 5~10 分钟，每天 2 次，并逐步延长时间和增加次数。

使用抗阻呼吸训练仪科学训练：在呼吸肌训练中，初始阈值压力设置为最大吸气压（MIP）的 30%~50% 对于呼吸肌的改善更显著。根据自身情况设定适合自己的阻力及训练次数，从低挡位开始训练，规律呼吸后逐步增加挡位。

在哪里锻炼？锻炼时在室外选择空气好、场地平整的地方进行锻炼，室内锻炼时应开窗通风。

2）走路：步行是与日常生活最相关的运动，对于刚开始运动的患者，走路是一项不错的选择，无论在室外、商场、跑步机上都可以进行。可以每天增加 30 秒或 10m。即使是缓慢的节奏也会获益。

3）骑自行车：步行有困难时，可以选择骑自行车、踩原地训练车甚至是用机械划船机等方式运动。可以在家中或健身房或康复中心进行踩踏锻炼。如因任何运动产生呼吸困难，应停下来休息几分钟（图 5-47）。

4）太极拳：太极是一项温和流畅的运动，温和地锻炼心脏和肺部，有助于调整肌肉，减轻压力，缓解焦虑或紧张情绪，非常适合慢阻肺患者（图 5-48）。

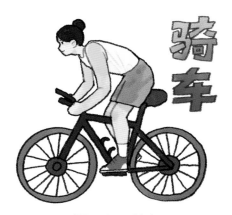

图 5-47　骑车

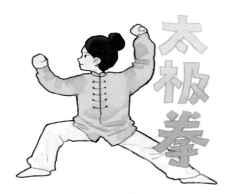

图 5-48　太极拳

5）八段锦：八段锦是调身为主的引导内心的锻炼方式，偏重身体运动与呼吸相互配合，能柔筋健骨，养神壮力，益气活血，调养五脏六腑，且运动量恰到好处，对腹部内脏器官有柔和的按摩作用，可激起各系统的功能，调节机体（图5-49）。

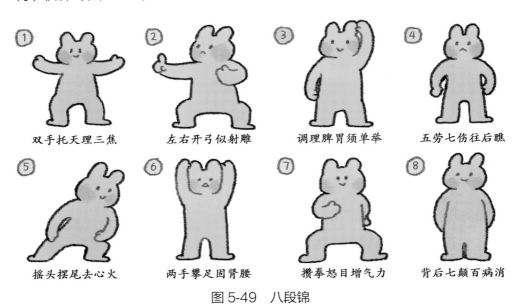

① 双手托天理三焦　② 左右开弓似射雕　③ 调理脾胃须单举　④ 五劳七伤往后瞧

⑤ 摇头摆尾去心火　⑥ 两手攀足固肾腰　⑦ 攒拳怒目增气力　⑧ 背后七颠百病消

图 5-49　八段锦

（2）肌力训练：肌力训练有助于增强肌力，防止慢性肺疾病并发症，主要包括手臂、躯干和腿部等部位的训练。

1）手臂弯举：轻量级举重可以有助于患者拿起 4L 牛奶或拿取高处的物品。选择哑铃、弹力带或水瓶尝试手臂弯举。手握重物在身体两侧，掌心向前，吸气；向胸部抬起，保持肘部向下，慢慢呼气。吸气时缓慢放下手臂。最多可以进行 2 组 10~15 次的重复动作。

2）前臂抬起：这个动作可以加强上臂和肩膀的力量。

手握重物在身体两侧，掌心朝里，吸气；呼气的同时直直地抬升双臂至与肩齐平。吸气时缓慢放下手臂。最多可以进行 2 组 10~15 次的重复动作。从轻量级开始，每 2~3 周逐渐加重，以训练肌肉（图 5-50）。

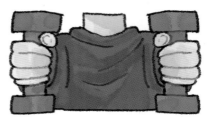

前臂抬起

图 5-50　前臂抬起训练

3）提踵：腿部锻炼有助于慢阻肺患者行走更轻松、更快。

站立在固定椅子后的 15~30cm，双脚分开与臀同宽。保持平衡，吸气；然后抬起脚尖，呼气。将脚后跟放回地面，慢慢吸气。随着腿部力量的加强，可以逐渐改为单腿做。最多可以进行 2 组 10~15 次的重复动作。

4）伸展：该运动可以加强大腿肌肉。

坐在支撑背部的椅子上，吸气。尽可能直地伸腿，不能屈膝，同时呼气。缓慢将脚放回地板时吸气。用左腿做一套动作，再用右腿做一套动作。最多可以进行 2 组 10~15 次的重复动作（图 5-51）。

5）膈肌锻炼：以这种方式加强主要的呼吸肌——膈肌，让呼吸变得很轻松。

平躺膝盖弯曲或坐在舒适的椅子上，一只手放在胸前，另一只手放在胸腔下方。通过鼻部缓慢吸气，腹部向外凸起。通过噘起的嘴部呼气，腹部收紧。胸前的手不应该移动。每次做这个动作 5~10 分钟，每天 3~4 次（图 5-52）。

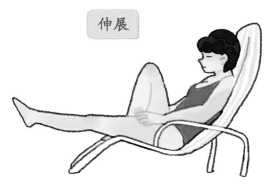

图 5-51　伸展运动

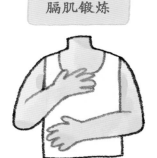

图 5-52　膈肌锻炼

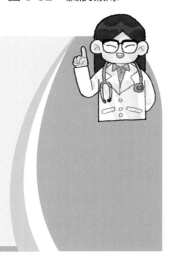

【医生提示】

1. 出现喘息、比平时咳更多的黏液，或异常的气促等慢阻肺症状时请休息。出现过度气喘、呼吸异常困难、心跳加快或不规律、头晕、胸痛、咯血时，应立即就医。

2. 运动的强度和时间要逐渐地增加，原则上不要过度劳累。在锻炼时应该监测血氧饱和度，避免低氧血症的发生或者加重。

小贴士 1

当发生发热、感染或者一般的感冒时，避免剧烈运动。

从低强度开始或重新开始运动。

不要在一顿饱餐后立即做运动。

不要在极冷或极热的环境中做运动。

运动前可使用支气管舒张剂（呼吸道的舒缓药物可扩张支气管）。

小贴士 2

养成锻炼的习惯（包括有氧运动和肌肉训练）

定期运动——每周至少 3 次。

每次 20~30 分钟。

中等强度。

穿舒适的衣服和鞋子。

锻炼时保证有足够的饮水量。

如果患者身体状况不佳，那就从一个舒适的水平开始——即使只是 1 分钟。贵在坚持！

（赵　英）

16. 适合中度慢阻肺患者的运动有哪些

对于中度慢阻肺患者来说，适当的运动可以帮助提高呼吸能力和生活质量。以下是一些适合中度慢阻肺患者的运动。

（1）散步：如果已经有一段时间没有运动，散步是一个很好的起点。试着每天至少出去走一小段路，并逐渐增加行走距离。可以将步行与其他活动结合起来，如购物等。

（2）快走：快走是一种适合中度慢阻肺患者的低强度有氧运动。从每天间断快走 5~10 分钟开始，逐渐增加到每天累计 20 分钟或更长时间。

（3）骑自行车：骑自行车可以帮助增强腿部力量，促进血液循环，提高耐力，提高心肺功能。可以从每天骑行 10 分钟开始，逐渐增加时间和强度（图 5-53）。

（4）**举重：** 手臂做屈伸运动并举起有一定重量的物体（500g以下），对加强手臂和上身的肌肉有很大的好处。如果身边没有举重砝码，可以用装水的瓶子或罐头水果或蔬菜代替。需要注意动作的强度和呼吸方式，不要过度吸气或屏气（图5-54）。

（5）**伸展运动：** 简单的动作和拉伸也是有益的，比如向前举臂，小腿抬高，腿部伸展，或从坐姿移到站姿。如果需要增加趣味性，可以从模仿椅子瑜伽的系列动作开始（图5-55）。

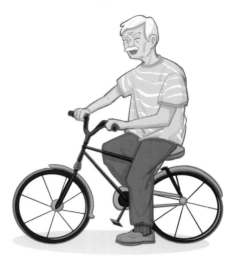

图 5-53 骑自行车

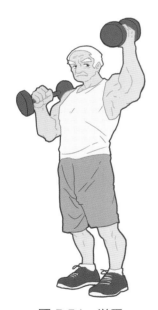

图 5-54 举重

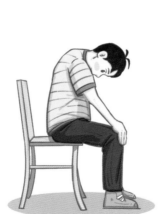

图 5-55 伸展运动

（6）**太极拳：** 太极拳的拳法侧重于缓慢和流动的动作。太极拳不仅可以帮助调整骨骼和肌肉，还可以缓解压力和焦虑（图5-56）。

（7）**八段锦：** 八段锦主要通过腹部呼吸，并保持深、长、细、慢、均匀和柔和的呼吸，达到锻炼呼吸肌、改善呼吸功能、提高生活质量之效。

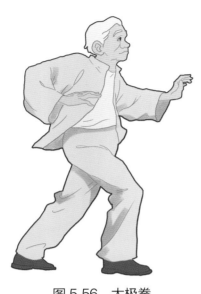

图 5-56　太极拳

对于慢阻肺患者来说，没有单一的最佳运动，但有很多可供选择的运动方式。以上这些运动可以帮助提高胸腹部肌肉和四肢肌肉的力量，改善血液循环和心脏储备。当肌肉更强壮时，身体会更有效地利用氧气，呼吸困难也会得到一定的改善。如果需要运动的动力，可以找一个运动伙伴，或一个可以一起散步的朋友，陪伴者可以帮助转移注意力、增强信心。

需要注意的是，在开始一个新的锻炼计划之前，请向专业医生咨询，要确保运动强度和时长适中以达到锻炼的效果，而不引起病情恶化。在进行运动时，要注意呼吸方式，运用深吸气、缓慢呼气等呼吸技巧。

（高蓓瑶）

17. 适合重度慢阻肺患者的运动有哪些

当慢阻肺患者的第一秒用力呼气量占预测值百分比 <50% 时，即发展为重度慢阻肺。当患者肺功能持续下降，其 FEV_1 占预测值百分比 <30% 时，发展为极重度慢阻肺。重度慢阻肺患者除常见的咳嗽、咳痰、喘息和呼吸困难外，多伴有慢性呼吸衰竭（二氧化碳潴留），以及因反复急性发作，呼吸肌、外周骨骼肌无力，以致运动耐力差、生活不能自理。因此，重度慢阻肺患者选择合适的运动方式能减轻呼吸道症状、提升运动的耐受性以及生活质量、减少疾病急性加重，从而有效减缓疾病的发展。适合重度慢阻肺患者的运动有以下几种。

（1）腹式呼吸练习：腹式呼吸练习可以帮助患者放松呼吸道肌肉，增强呼吸控制力，缓解呼吸困难的症状。腹式呼吸练习的步骤：①找到一个舒适的姿势，可以是坐着或躺着，最好是平躺在床上或地上；②放松身体，将手放在腹部，闭上眼睛；③缓慢吸气，尽量让空气充满肺部，并同时感觉到腹部向外凸出；④停顿一下，保持呼吸，让空气留在肺部中；⑤缓慢呼气，将空气全部排出肺部，并同时感觉到腹部向内缩。重复以上步骤，注意保持每次呼吸均匀、缓慢，处于放松状态。如有需要，可以寻求专业医生或物理治疗师的帮助，了解更适合自己的腹式呼吸练习方式。

（2）轻度有氧运动：如散步、慢跑、骑自行车等。这些运动可以提高心率和呼吸频率，增强肺部和心血管功能，同时帮助患者控制体重。进行轻度有氧运动也需要适当安排运动强度和时间。如散步，每天步行 30 分钟左右，步伐缓慢，不要过度用力，可以分几次进行，每次 10 分钟左右；骑自行车时可以选择靠近自家的公园或广场等道路平坦的区域进行，避免选择坡度较大的路线，时间不宜过长。

（3）轻度力量训练：重度慢阻肺患者可以进行一些轻度力量训练，这些运动可以增强肌肉力量和耐力，帮助患者改善肺部功能和运动能力。包括以下几种训练方式。

1）坐姿提肘练习：坐在椅子上，手臂放在椅子扶手上，将手臂慢慢提起，感受肩胛骨向内挤压，保持 5 秒，然后慢慢放下。

2）靠墙俯卧撑：站在离墙面半臂长的距离，双手撑在墙上，使身体成为斜角，然后向前倾身，弯曲肘部，身体向墙面移动，感受肩胛骨向内挤压，保持 5 秒，然后慢慢恢复原状。

3）单腿站立：将一条腿抬起，保持平衡 10 秒左右，感受肌肉的收缩，然后换另一只脚。

4）桥式练习：仰卧在地上，双手放在身体两侧，双脚弯曲，将臀部抬起，感受臀部和背部肌肉的收缩，保持 5 秒，然后慢慢放下。

这些练习的强度和次数应根据个人的情况进行适当的调整和控制。在进行轻度力量训练时，患者需要注意保持均匀的呼吸，不要过度用力，避免引起疲劳和不适。如果出现呼吸急促、胸闷、头晕等不适症状，应立即停止训练。重度慢阻肺患者在进行轻度力量训练前，应该咨询医生或康复师的意见，确保自己的身体状况适合进行此类训练。

综合以上三类运动方式，瑜伽和太极拳是较为推荐重度慢阻肺患者长期保持练习的两种运动项目。练习瑜伽或太极拳对于重度慢阻肺患者有以下益处。

1）改善呼吸方式：瑜伽和太极拳都强调呼吸控制和深度呼吸。这有助于增强呼吸肌肉的功能，提高肺活量和呼吸效率，改善患者的呼吸困难症状。

2）促进心肺功能：瑜伽和太极拳可促进心肺功能的改善，减轻患者的呼吸困难和疲劳感。瑜伽和太极拳的柔和动作也有助于提高心肺耐力。

3）减轻情绪压力：慢阻肺患者常常因为呼吸困难、体力下降等症状而感到沮丧、焦虑。瑜伽和太极拳可通过调节身体和心理的平衡，缓解患者的情绪压力，提高患者的生活质量。

4）降低伤害风险：瑜伽和太极拳的动作缓慢柔和，风险较低，不易引起患者的运动损伤。同时，这些练习也不会使患者过度疲劳，因此适合于慢阻肺患者的康复练习。

需要注意的是，重度慢阻肺患者在选择运动时应根据个人的体力和病情来制订适合自己的运动计划。此外，在开始运动之前，应该先进行适度的热身活动，以减少受伤的风险。如果患者出现气促、胸闷等症状，应立即停止运动并就医。

（周全意）

18. 慢阻肺患者肺康复运动中应避免哪些"危险动作"

对于慢阻肺患者，肺康复运动是一种有效的治疗方法，可以帮助改善肺功能、增强身体机能和提高生活质量。然而，由于慢阻肺患者呼吸功能受损，他们在肺康复运动中需要避免某些动作，以防止加重病情和出现运动损伤。

（1）避免持续时间过久的体力活动：慢阻肺患者应该避免持久的体力活动，因为这会让他们的肺部更加劳累。慢阻肺患者进行持久的体力活动，如超过 2 小时的持续步行、马拉松跑或持久的爬山等，可能会感到气喘吁吁，呼吸困难，如果无法得到及时休息，可能会因为过度疲劳而失去对动作的控制和身体平衡，从而增加运动损伤和跌倒的风险。一般建议每周进行150~300 分钟中等强度有氧运动，单次运动在 30~40 分钟为宜（图 5-57）。

（2）避免突然改变体位：慢阻肺患者突然从坐姿或躺姿转变为站立姿势，呼吸系统可能无法及时适应这种改变，导致呼吸困难和疲劳（图 5-58）。因此，慢阻肺患者应该慢慢地从坐姿或躺姿转变为站立姿势。

（3）避免发力时憋气：发力时憋气会导致胸腔压力升高，从而导致血液停留在静脉中，而回到心脏的血流瞬间减少，降低心脏下次收缩的能力。一旦没有新的血液进入心脏，在憋气后（约

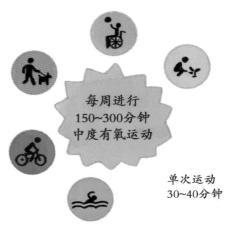

图 5-57　慢阻肺患者运动方案

2 秒时间）心脏泵出的血液就会急剧减少。此时，动脉压力感受器感知到血压下降，便会促使心跳加速从而引起心悸。此外，憋气时间过久还会因为血流量不足导致血压下降，大脑和其他器官缺氧，进而导致眩晕、失去意识。当憋气刚解除时，血压还处于偏低的状态，且前一刻的低血压引发反弹性心跳加速又恰巧在这个时间点达到最大，可能会导致心脏泵血能力大增，血压急速上升。若患者本身患有高血压或存在心血管疾病风险，这样的剧烈波动很可能导致斑块移动或头颈部微血管破裂，非常危险。

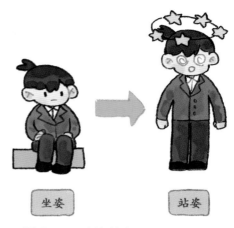

图 5-58　坐姿转为站姿不可过快

（4）**避免突然停止运动：**运动突然停止会导致心输出量突然下降，从而导致心率、血压下降，引起头晕、呼吸急促等不适症状。因此，慢阻肺患者在进行肺康复运动时，应该逐渐降低运动强度，缓慢停止运动，以避免不适症状的发生。可在运动结束后进行简单的拉伸运动，既可以减少肌肉紧张，也提高了康复安全性（图 5-59）。

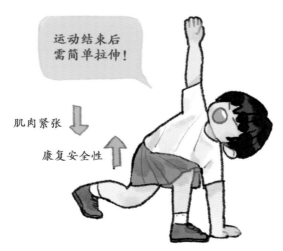

图 5-59　建议运动后进行简单拉伸

（王思远）

19. 老年慢阻肺患者在运动时需要注意什么

　　老年慢阻肺患者在运动时应该注意以下几个方面。

　　（1）端正心态，适量运动，避免加重原有损伤，制订个体化处方：老年人运动的目的是提高生活质量，减少病情的急性加重，不必追求更高、更快、更强。此外，长期从事体力劳动或者酷爱某项体育运动的人，往往会有关节退行性病变、陈旧运动损伤或者慢性疼痛，这些都会影响老年时的锻炼。举例来说，如果一侧膝盖已经有伤病，就要咨询康复科医生和治疗师，请他们帮忙设计个体化的运动方案，如增加上肢训练，调整下肢方案等。如出现疼痛则需要咨询医生及康复治疗师（图 5-60）。

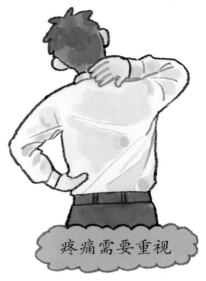

图 5-60　健康运动，减少损伤

　　（2）注重多样化：多样化不仅增加了趣味性，也有助于避免同一部位反复损伤。在古代，日常生活本身已经起到了多样化锻炼的作用。健康的老年人可以耕作、砍柴、挑水、种菜、走路，这些有规律而又丰富多彩的活动，非常符合人体需要。在当代生活中，人们也可以采用多样化的运动方案，例如每周一、三、五快走，每周二、四游泳。中国传统文化里也有许多可供选择的锻炼方式，例如太极拳、五禽戏等。民族舞、广场舞等活动不仅能锻炼身体，还能减少孤独，增添快乐，与社会产生联结，为老年生活增添一抹温暖。

　　（3）关注合并症：和慢阻肺一样，心力衰竭、心房颤动、骨质疏松、糖尿病、慢性肾脏病等疾病也常见于老年人。许多慢阻肺患者甚至患有不止一种合并症。一般而言，合并心房颤动的患者需要咨询心脏康复医师，并且特别关注运动中的心率，最好佩戴智能手表。合并骨质疏松的患者要特别注意控制力量训练的强度，防止骨折。

　　（4）关注自身症状，避免在疾病急性加重期运动：高龄、超高龄患者往往病情隐匿，精神不好、易疲劳、进食量减少，虽然体温没有升高或者没有出现明显咳嗽、咳痰，但可能已经发生了急性加重或者感染。这时需要做的是仔细观察自己的症状，暂停运动，咨询医生。急性加重后 2~4 周，可逐渐恢复原来的运动。出现双下肢粗细不对称的情况时，要小心新发血栓，可暂停运动并咨询医生。

（5）做好运动前的充分准备： 除了本书前面章节谈到的运动风险之外，还要注意选择明亮、安全的运动环境。尽量在光线充足、地面平坦、适合锻炼的地点。不要空腹，也不要饱餐时运动，通常进餐 1~2 小时后可以开始活动。如果病情允许外出离家，要带手机，一旦发生跌倒，及时呼救，要带血氧饱和度仪，运动前后监测脉氧饱和度和心率。当然，也可以考虑选购一款智能监测设备。

身体机能下降，但心灵会日益成熟。愿我们的读者都能保持良好心态，顺利度过老年。

（曲木诗玮）

20．唱歌对慢阻肺有帮助吗

慢阻肺是一种不断进展、不可逆的慢性疾病，虽然综合采用支气管舒张剂、肺康复等措施可以显著改善患者身体活动能力，缓解呼吸困难以及焦虑、抑郁状态，但是由于其慢性的特征，在通过肺部康复治疗后，患者需要长期保持一定的身体活动水平以维持和巩固支气管舒张剂治疗和肺部康复治疗所取得的治疗效果。为此，需要引入一些辅助性的干预措施以保持上述获益，其中，唱歌就是这种辅助性干预措施之一。

唱歌是如何发挥作用的呢？首先，唱歌过程中对呼吸控制的要求与慢阻肺呼吸训练的要求十分相似。一方面，唱歌需要快而深地吸气，并延长呼气时间，另一方面，唱歌需要呼吸肌的持续性收缩与协调配合。这不仅可以帮助慢阻肺患者养成良好的呼吸习惯，将唱歌中习得的呼吸节律控制应用至日常生活中，亦可以帮助患者锻炼呼吸肌增强肌力。其次，唱歌有助于控制呼气流量，减轻肺部压力，使呼吸更加舒适。最后，唱歌本身是一种中等强度的体力活动，规律地进行唱歌锻炼可以提高患者体力水平。有研究证明，活动过程中听音乐可以改善患者呼吸困难的主观感受，缓解对于活动的畏难情绪，也让患者更好地坚持康复锻炼。

如同所有的康复方式一样，爱好唱歌的慢阻肺患者如果想练习唱歌，建议先前往医院与呼吸科或康复科医生沟通自己目前的病情，排除禁忌证后方可开始练习。可以寻求专业声乐老师的指导，亦可以自己在家练习唱歌，选择一些比较缓和的歌曲，比如《打靶归来》《黄玫瑰》等，跟着原声或伴奏唱都可以。如果出现呼吸困难等不适的感觉要及时停止，另外声带有慢性炎症的患者应待病情稳定后再开始练习。

（金东辉　时明慧）

21. 什么时候需要在家长期吸氧

（1）什么样的慢阻肺患者需要在家长期吸氧：慢阻肺患者随着病情的加重，在平常休息的状态下也会逐渐出现缺氧和血液二氧化碳水平升高，医学上称为呼吸衰竭。这时患者往往稍微活动就出现气喘和口唇青紫，甚至洗澡和上厕所都喘不过气，这种情况下患者需要吸氧。如果到医院吸氧，一方面增加医疗费用，另一方面，由于患者的肺部已经大部分损坏，住院治疗往往也不能达到改善病情的目的。这种情况下患者采用在家长期吸氧的方法，往往能够明显改善气喘症状，减少住院次数，减少医疗费用。慢阻肺患者在家长期吸氧还能够增强患者体质，改善睡眠和大脑功能，提高患者的活动能力并因此提高生活质量。此外，在家长期吸氧还能够缓解慢阻肺患者长期缺氧引起的肺动脉高压，延缓肺源性心脏病的发生发展，延长患者的生命。因此，在家长期吸氧已经成为严重慢阻肺患者的常规治疗方法。然而，在家长期吸氧并不适合还没有出现明显缺氧的轻度慢阻肺患者。研究表明，长期吸氧并不能改善轻症患者的呼吸困难症状，也不能提高与健康相关的生活质量。

（2）慢阻肺患者在家什么时候吸氧

1）重度慢阻肺患者的长期居家吸氧最好能够达到每天吸氧时间超过15小时。睡眠时间约占一天时间的1/3，并且夜间睡眠时由于呼吸减弱、排痰减少等因素患者更容易出现缺氧，因此推荐患者在睡眠时进行吸氧。

2）患者居家看电视或看书时，也可以进行吸氧。这样每天的吸氧时间就很容易达到15小时。

3）患者在进行康复锻炼时，最好同时进行吸氧。即使轻微的康复运动也可能因为消耗氧气增加而加重缺氧。因此，在吸氧的情况下进行锻炼也能加强康复运动的效果。

4）慢阻肺患者长期氧疗，还可以在室外进行。有一种便携式带电池的制氧机可以满足患者出门活动时的吸氧需要，进一步增加重度慢阻肺

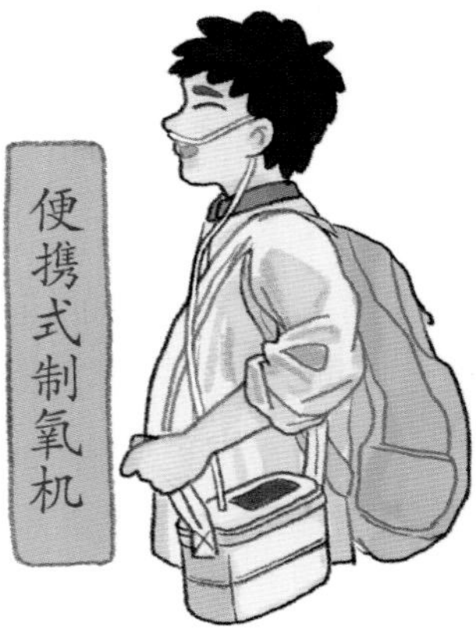

图 5-61　使用便携式制氧机携氧活动

患者的活动范围，提高生活质量（图 5-61）。

5）有一些重度慢阻肺患者上厕所也会出现呼吸困难和缺氧。这种情况下，患者可以使用吸氧延长管，将氧气管带到洗手间进行吸氧。当然，吸氧延长管也可以增加患者在室内的活动范围。

最后要强调的是，慢阻肺患者在进行居家吸氧时要注意防火、防热、防油。在氧气周围的易燃物容易引起火灾。

（陈晓阳）

22. 如何购买合适的制氧机，如何调节参数

氧气是维持生命最基本最重要的能源之一。慢阻肺是呼吸系统最常见的慢性气道疾病之一，临床上常常引起缺氧和二氧化碳潴留，因此，部分慢阻肺患者需要长期家庭氧疗。长期家庭氧疗对提高患者的生活质量、延长疾病病程都有重要作用。那么该如何购买合适的制氧机？参数又该如何调节呢？

（1）**选择合格的制氧机**：合格的医用型制氧机均有医疗器械文号，可以在国家药品监督管理局网站（https://www.nmpa.gov.cn/ylqx/）查询。为防止购买到假冒伪劣产品，可先查询。

（2）**选择适宜的医用型制氧机**：现在市场上制氧机机型有很多种，如 1L、2L、3L、5L、9L 等；按照家用制氧机的功效，又分为医用型和保健型制氧机。保健型制氧机机型多为 1L、2L，价格相对便宜，也不需要医疗器械文号，一般适用于紧张的脑力劳动者、孕妇、亚健康人群；医用型制氧机机型多为 3L、5L、9L，相比保健型制氧机，医用型制氧机能提供更高的氧流量、更稳定的氧浓度、更长的使用时间。慢阻肺患者可选择 5L 医用型制氧机，性价比较高，实用，且建议选择质量有保障的品牌，安全，能保证氧流量。

由于慢阻肺患者每天吸氧时间长，往往睡眠时需要吸氧，所以在选购制氧机时，还应注意制氧机是否能长时间工作，机器的噪声要小，以免影响休息；另外，机器是否能定期维护保修也是需要考虑的因素。

（3）**如何调节参数**：对于血氧饱和度低于 90% 的慢阻肺患者，建议长期家庭氧疗。长期家庭氧疗一般是经鼻导管吸入氧气，调节流量 1.0~2.0L/min，每日吸氧持续时间 15 小时以上；吸氧目标值是使患者血氧饱和度升至 90%以上。

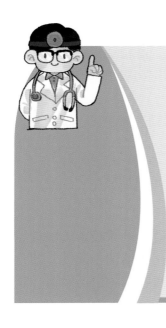

【医生提示】

1. 使用制氧机的时候，一定要认真阅读说明书。

2. 氧气是助燃气体，所以使用制氧机的时候一定要远离火炉、暖气，距离墙壁至少20cm，以防过热，避免明火。

3. 搬动的时候不要有剧烈的震动。

4. 湿化杯加水：使用纯净水或凉白开，不用矿泉水及自来水，否则会使水垢沉积影响氧气压。

5. 过滤材料保洁：根据灰尘情况定期予以更换。

（曾春芳）

23. 家用无创呼吸机适用于哪些患者

一听到"呼吸机"，人们往往会想到医院的急诊科室和重症病房，认为是病重的人才会使用的设备，但其实现在家用呼吸机的使用也越来越多了。家用无创呼吸机是一种在家庭使用的，用来有效代替、控制或改变人的正常生理呼吸，增加肺通气量，改善呼吸功能，减轻呼吸消耗，节约心脏储备的设备，可以看作是医用呼吸机的"简化普及版"。

家用无创呼吸机和有创呼吸机的区别在于与人的连接方式不会对人体造成创伤。家用无创呼吸机主要通过口鼻面罩或鼻罩与人体连接进行通气，起到辅助呼吸的作用，家庭使用非常方便（图5-62）。

随着无创通气技术的进步，家用无创呼吸机的使用越来越广泛，适用于以下人群的治疗：

1）慢性Ⅱ型呼吸衰竭的重度稳定期慢阻肺患者。

2）慢阻肺患者进行家庭康复治疗。

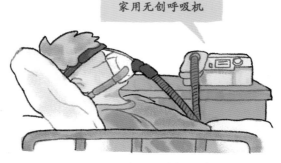

图5-62　家用无创呼吸机

3）合并肺水肿以及心功能不全等的患者。

4）慢阻肺合并肥胖低通气综合征、重度阻塞性睡眠呼吸暂停患者。

5）神经肌肉疾病如重症肌无力患者。

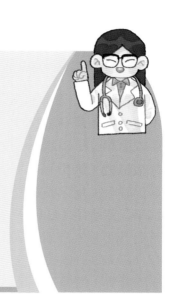

【医生提示】

　　初次使用无创呼吸机的患者戴上面罩或鼻罩时都会有不适应感或抵触情绪，最常见的原因就是精神紧张、恐惧，因此患者需要了解无创呼吸机，认真学习医生教导的上机期间呼吸技巧，缓解紧张心情。正确掌握无创呼吸机的使用技术后，随着病情的逐渐缓解，患者自然会呼吸顺畅。如果出现任何不适，请联系医生或呼吸机工程师，更改参数设置或其他步骤，这通常可以缓解家用无创呼吸机治疗的不适感。

家用无创呼吸机使用过程中的注意事项：

1）注意上机和进餐的时间关系：应避免过饱饮食，最好在进食后休息30~60分钟再使用无创呼吸机，餐后尽量抬高床头，以免出现胃食管反流或呕吐等症状导致误吸。

2）正确佩戴面罩或鼻罩：固定带的松紧，以1~2指为宜，使患者的面部与面罩紧密贴合，使用过程中闭口并用鼻呼吸以防漏气，同时也需要避免固定过紧导致皮肤压伤，必要时可使用皮肤保护贴（图5-63）。

3）加强气道湿化：上机时患者可能会出现口干欲饮的情况，适当补充水分，使用加温湿化器，可消除上述不适。

4）个体化调节呼吸机参数：建议家庭无创正压通气治疗至少保证在夜间进行，并建议使用时间大于5小时/天。

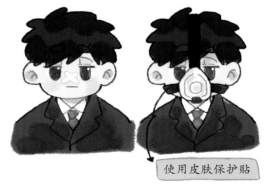

使用皮肤保护贴

图5-63　正确佩戴无创呼吸机面罩

5）呼吸机附件的清洁消毒必不可少：最好每天使用肥皂或洗洁精去除鼻面罩油渍或污渍，清洗后晾干备用。不使用含酒精的液体浸泡以免损伤硅胶的材质。

（肖志华）

24. 家用无创呼吸机应该买什么类型，如何调节参数

慢阻肺以持续性气流受限为特征，多呈进行性发展。当慢阻肺患者病情发展至呼吸衰竭阶段时，需使用呼吸机辅助通气。无创呼吸机主要是指经鼻罩或面罩进行辅助通气的设备。其操作简便，患者易接受，而且气道损伤和呼吸机相关肺炎等并发症少。正确选择家用无创呼吸机是保证疗效的关键，无创呼吸机常见模式包括 CPAP、S、T、S/T 模式。其中 CPAP 模式为单水平，双水平（BiPAP）包括 S、T、S/T 模式，一般建议慢阻肺患者选择带有 S/T 模式的双水平无创呼吸机，以确保治疗效果和安全性。S/T 模式的双水平无创呼吸机包含吸气压及呼气压，能够保障患者吸气过程顺利，有效排除废气，气道开放及潮气量适宜，改善呼吸衰竭。

双水平无创呼吸机通气参数主要包括：IPAP（吸气相气道正压）、EPAP（呼气相气道正压）、Rise time（压力上升的时间）、BPM（后备呼吸频率）、Ti（吸气时间）、Trigger（吸气触发）。无创呼吸机的使用最重要的是需要患者的配合，要根据病情、患者的舒适度相应地调节参数，参数调节采取适应性调节设置方式。

（1）IPAP：从 8~12cmH$_2$O 开始设置，5~20 分钟内增至合适的治疗水平。常用调节范围 8~25cmH$_2$O，当 IPAP 超过 25cmH$_2$O 时，可能导致胃肠胀气或其他副作用。

（2）EPAP：从 2~4 cmH$_2$O 开始，逐渐上调压力水平，EPAP 常用范围为 4~6cmH$_2$O，一般不超过 8cmH$_2$O。

（3）Rise time：一般设置 0.05~0.3 秒（或 2~3 挡）。如果设定的时间太短，患者会感觉气流大，太长则会增加患者吸气做功。

（4）BPM：在 S/T 模式下需要设定 BPM 和 Ti。在患者稳定的情况下，设置 BPM 需要比自主呼吸频率低 2~3 次 / 分，一般设置 10~20 次 / 分。

（5）Ti：成年人 Ti 可设 0.8~1.2 秒，尽量接近自主呼吸的吸气时间。有的呼吸机可以设定吸呼比，间接设定 Ti。

（6）Trigger：触发的原则是在不产生误触发的前提下，越灵敏越好。

主要有压力触发与流速触发两种，压力触发一般为 −2~−0.5cmH$_2$O，流速触发一般为 2~5L/min。

合理选择与操作家用无创呼吸机是保证无创呼吸机通气疗效、提高患者耐受性及依从性的重要因素，此外面罩的合理选择也是决定无创呼吸机治疗成败的关键，除应准备好合适的鼻罩或口鼻面罩供患者使用，还应注意固定带松紧度适宜，尽量减少漏气及避免面部皮肤破溃（图 5-64）。

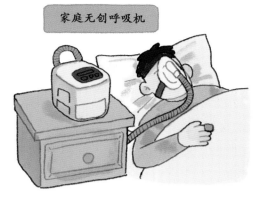

图 5-64　慢阻肺患者可使用家用无创呼吸机

（张　敏）

25. 什么情况下可以在家做雾化治疗

雾化治疗是指使用雾化装置将药物溶液分散成细微的雾状微粒，随着自然呼吸将药物微粒吸入呼吸道及肺部，从而发挥呼吸系统局部治疗的作用，具有起效快、局部药物浓度高、用药量少及全身不良反应少等优点。患者可根据情况购买雾化装置，居家进行雾化治疗。

相比于传统疗法，雾化治疗能够使药物迅速地到达病灶，起效快，所需时间也较短，因此慢阻肺患者在有条件的情况下在家进行雾化治疗是一个不错的选择。

（1）适合在家进行雾化治疗的情况有以下几种

1）喘息发作：如果在家发现喘息比平常加重，无法缓解，这时需要做家庭雾化治疗，尤其是支气管哮喘、慢阻肺的急性加重期，平喘药物主要是 β 肾上腺素受体激动剂，如沙丁胺醇、特布他林，属于速效药物，能舒张支气管，缓解呼吸困难。

2）咳嗽、痰液黏稠，有痰不易咳出：可以应用化痰药物进行雾化吸入，一般使用祛痰药物，如 N-乙酰半胱氨酸、盐酸氨溴索等，可以稀释痰液，促进痰液排出。

3）咽部不适：如果咳嗽时伴有咽痛、咽痒等咽部不适，也可以进行雾化，一般可以使用吸入性激素，如布地奈德和丙酸倍氯米松等，可以减轻炎症，减轻咽部充血的症状。

（2）家庭雾化治疗注意事项

1）如无特殊情况，建议雾化治疗前 30 分钟尽量避免进食，以免因雾化过程中气雾刺激出现恶心、呕吐等症状导致误吸，雾化吸入前，清除口腔分泌物及食物残渣。

2）摆好合适体位（坐位或半卧位），慢慢地深吸气，屏气，再用鼻呼出，使药液充分到达支气管和肺部。密切关注雾化治疗过程中可能出现的不良反应，如口干、恶心、频繁咳嗽、心悸、胸闷、气促等，必要时及时停止治疗，一般均可缓解。

3）合理安排雾化时间，每日 2~3 次，每次间隔 4 小时以上。一般雾化时间为 10~15 分钟。

4）雾化后痰液稀释可刺激咳嗽，应及时翻身拍背，协助排痰，保持呼吸道通畅（图 5-65）。如果要使用多种吸入药物，原则上按照"支气管舒张剂—祛痰药—糖皮质激素"给药顺序分开雾化，且每种药物间隔几分钟，药液容量一般为 2~4ml。

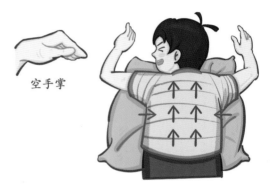

空手掌

图 5-65　翻身拍背，协助排痰

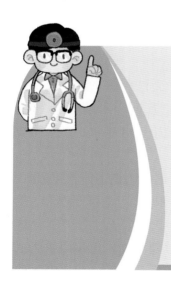

【医生提示】

如果对冷空气过敏，或者有口腔溃疡、真菌感染等情况，一般不建议进行雾化吸入治疗。雾化吸入器是一个医疗设备，如果没有做好相应的消毒和清洗工作，非常容易造成交叉感染，雾化吸入装置应专人专用，避免交叉污染。每次使用后，须及时进行清洁并干燥存放。药物选择不当有加重感染和诱发心脏病或者严重呼吸道疾病的风险，如遇不适，应及时到正规医院就诊。

（雷明盛）

26. 如何进行家庭雾化治疗，有何注意事项

对于慢阻肺患者而言，家庭雾化是一种安全又便捷的治疗方式。雾化全称是"雾化吸入疗法"，可直接作用于发生病变的呼吸道和肺部，较口服及静脉用药更加安全方便。在家中开展雾化吸入治疗，为需要长期雾化吸入治疗的患有慢阻肺的老年人群提供了一种安全、有效、易行的方法，从而提高患者长期治疗的依从性，改善疾病预后。

（1）不同用药方式比较

1）口服用药：药物经过消化道吸收入血，再循环至肺部起效。

2）静脉用药：药物经过外周静脉入血，再循环至肺部起效。

3）雾化用药：药物直接经上呼吸道进入肺部起效。

（2）家庭雾化具有以下优点： ①方便、舒适，可根据需求随时进行；②操作较为简单，容易学习；③适合大部分年龄段的患者。

（3）家庭雾化具有以下缺点： ①需要准备专用雾化设备、气源；②部分药物存在一定风险，有诱发哮喘、心律失常等风险；③雾化设备需要时常清洁消毒。

（4）如何选择合适的家用雾化器： 根据雾化器的特点及自身需求进行选择（表 5-6）。

表 5-6　各类雾化器的特点比较

雾化器类型	例图	雾化颗粒直径	作用部位	特点	大致费用
超声波雾化器		5~10μm	口腔和上呼吸道	雾化速度快、雾化量大	100~300 元
压缩式雾化器		1~5μm	下呼吸道和肺内	操作方便、药物利用率高、最常用	100~800 元
微网雾化器		1~5μm	下呼吸道和肺内	体型小巧、方便携带、噪声小	200~1 500 元

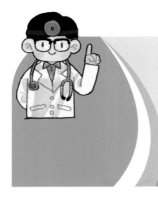

【医生提示】

  使用家庭雾化器前，需咨询专科医生家庭雾化器的使用方法和副反应；建议首次使用家庭雾化器时详细阅读说明书，并前往医院或社区诊所在专业医护人员的培训及指导下进行操作。

  常用的雾化吸入药物有吸入性糖皮质激素、支气管舒张剂、祛痰药物等，具体使用指征和不良反应详见本书第五章"药物治疗"部分问题1和问题16。

  家用雾化器的使用步骤及注意事项如下：

治疗前： （1）面部、口腔清洁，做好准备。

      （2）连接仪器，加入药物（图5-66）。

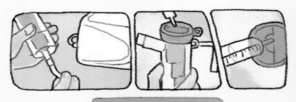

连接仪器，加入药物

图5-66 连接仪器，加入药物

治疗中： （3）摆好舒适的体位（半卧位或坐位），正确吸气（图5-67）。

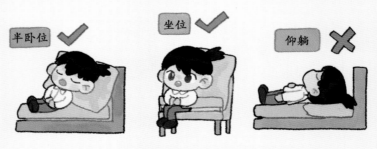

半卧位 坐位 仰躺

图5-67 摆好舒适的体位，正确吸气

（4）恰当设置雾化药物量、喷雾速率和雾化时间（图 5-68）。

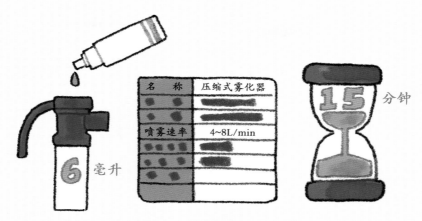

图 5-68　常用雾化药物量、喷雾速率和雾化时间

治疗后：（5）药物全部吸入后，清洁口腔及面部。

（6）清洁仪器及配件。

（7）开窗通风，避免其他家庭成员吸入药物。

（8）书写家庭雾化日志，定期交由专科医生或家庭医生评估。

慢阻肺患者如果进行居家雾化等治疗后症状仍不能缓解，还是需要及时就医，避免延误诊治，保障生命安全。

（杨毕君）

第六章

慢阻肺的自我管理

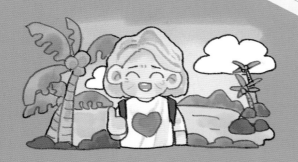

1. 什么是自我管理

患者在接受规范的医院照护出院后，做好自己健康的守门人也同等重要，医院照护和自我管理两手抓，两手都要硬（图 6-1）。通过良好的自我管理巩固治疗效果，不断提高生活质量和信心，实现带"病"而健康的生活。

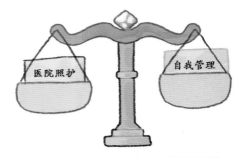

图 6-1　慢阻肺患者应"两手抓"

（1）自我管理的主要目的：会管自己、管好自己。运用合适的管理技巧，提高生活品质和尊严。

（2）自我管理的重点内容：通过医生、护士的介绍或学习科普资料认识慢阻肺，了解常见危险因素，掌握如何提高警觉并及时处理病情变化，学会参与制订管理计划，熟悉用药注意事项，知晓如何调整情绪，合理规划每日食谱，培养良好的睡眠，获得适合自己的锻炼方案，选择靠谱的智能健康工具。

规律用药是核心，识别加重是关键，合理膳食是基础，稳定情绪是重点；良好睡眠是动力，康复锻炼是保障，智能工具是羽翼，幸福呼吸是经常。

（3）自我管理核心清单

慢阻肺自我管理核心清单（表 6-1）可提醒患者应该学习哪些自我管理的内容，每次就诊时向医生护士咨询哪些重点问题。

表 6-1　慢阻肺自我管理核心清单	
☐	我通过标准的肺功能检查确诊慢阻肺，并知晓至少每年复查 1 次肺功能，如有急性加重，则 3~6 个月复查 1 次。
☐	我知道什么是慢阻肺，也知道在哪里能够获得真实的信息、建议和支持。
☐	医生和护士会针对我的情况制订书面的管理计划。
☐	我知道在何时、何地接种流感疫苗和肺炎链球菌疫苗。我已经接种了新型冠状病毒疫苗。
☐	如果我吸烟，每次都有医生和护士帮助指导戒烟。
☐	我知道吃好、睡好、保持稳定情绪的方法，我能接受呼吸康复锻炼指导。

续表

☐	我知道药物和吸入药的用法、时间、注意事项，当有疑问时能及时询问医生。
☐	医生和护士每年会检查我是否会正确使用吸入药物的装置。
☐	我有病情急性加重的应急处理方案（急救药物），我知道发生病情变化时该联系谁、做什么。
☐	我每年至少去医院复查1次，更新自我管理计划，有时间与医生和护士讨论本清单中的所有话题。

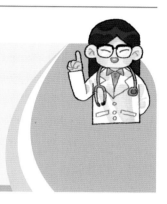

【医生提示】

慢阻肺患者需要树立自我管理的意识，主动参与自己健康的守护过程，准备好与疾病和谐相处，减少疾病的影响，实现"带病"而健康生活。

（牛宏涛）

2. 如何制订行动计划

制订适合自己的行动计划是患者自我管理的核心部分，对于减少慢阻肺的急性加重和再次住院至关重要。

在制订慢阻肺行动计划之前需要了解慢阻肺急性加重的临床表现、治疗慢阻肺的药物，包括如何正确使用吸入药物以及何时寻求适当的医疗救助。

一个有效的慢阻肺行动计划应该是简单、易于理解的。这个行动计划应包括关于症状、意识和药物自我管理的指导，以及当地医院的急救电话。制订慢阻肺行动计划是一种易于获得的、具有成本效益比的方法。可以将制订好的行动计划放置在家中醒目的位置，比如贴在冰箱上或放置在床头。

可以将呼吸健康状态的颜色设置为绿色、黄色和红色。

（1）绿色表明处于日常的呼吸和活动水平，自我管理包括服用平时的处方药，保持日常活动水平。

（2）黄色表示呼吸困难恶化，活动能力不如原来，需要使用吸入支气管舒张剂和口服皮质类固醇。如果痰液数量或颜色发生变化，建议添加抗生素，如采用上述措施仍效果不佳，建议到门诊或急救中心就诊。

（3）红色代表处于严重的呼吸困难状态，静息状态下也觉得几乎无法呼吸或合并其他相关症状，如胸痛、发热（体温 >38℃）、咯血或意识变差，建议立即去急诊科就诊或拨打120！

（李凯述）

3. 为什么慢阻肺患者要长期坚持用药

慢阻肺是一种以持续性、进行性加重的气流受限为特征的肺部疾病，与长期吸入香烟烟雾、空气污染暴露和职业暴露等因素有关。

有毒有害物质长期持续性地损伤气道，会导致慢性支气管炎、肺气肿，气道反复损伤修复导致气道狭窄。吸入的气体不能完全呼出来，以至于肺内残留的气体越来越多，可引起缺氧和二氧化碳潴留，引起不同程度的低氧血症和高碳酸血症，肺功能最终无法逆转出现呼吸衰竭，加速了慢阻肺的恶化。

一旦患上慢阻肺，受损的肺功能将很难恢复到正常水平，慢阻肺亦无法根治，积极长期规范治疗可以减轻症状，减少疾病发生频率，降低严重程度，延缓肺功能下降的速率，同时减少急性加重和住院次数，减轻患者的经济负担。如果随意自行停药，可能会使病情反复或加重，而每一次病情的加重都会导致心肺功能进一步损害，使健康状况逐渐恶化（图 6-2）。因此，慢阻肺患者在疾病稳定期也应坚持长期规律用药，切不可"三天打鱼，两天晒网"。

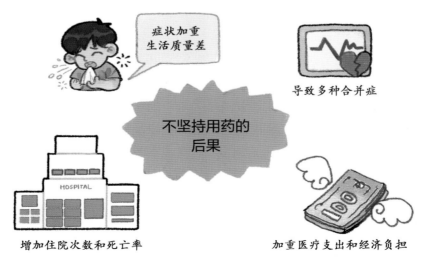

图 6-2　不坚持用药后果严重

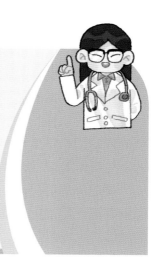

【医生提示】

　　1. 虽然稳定期患者咳嗽、呼吸困难症状明显好转，或者没有出现呼吸困难，但是气道的慢性炎症是持续存在的，稳定期仍然需要使用支气管舒张剂扩张支气管。

　　2. 呼吸道感染是慢阻肺急性加重的重要诱因，每出现一次急性加重都会导致肺功能更差，秋冬季节应预防呼吸道感染。

目前很多人在治疗慢阻肺方面存在一些误区：

（1）在疾病急性加重的时候才去看病和用药。

（2）认为吸入性药物用多了对身体有害。

　　吸入药物与口服药物相比用药剂量小，且直接作用于气道局部，既不经肝肾代谢，也不经胃肠道，极大避免了对消化系统、肝肾功能的损害，发生全身不良反应的概率及严重程度大大降低；针对用药过程中的一些不良反应，可采取措施减轻或避免，如在使用吸入性糖皮质激素后及时漱口，可减少口腔念珠菌感染等。

　　希望大家都能增强慢阻肺的防治意识，只有长期坚持才能更好发挥治疗作用，这也是治疗慢阻肺的关键。

（张晓菊）

4. 如何判断自己是否需要就医

　　近年来我国慢阻肺患者出现急性加重的情况频繁发生，而且频率呈逐年增高的趋势。有研究统计，2022 年中国慢阻肺患者过去 1 年发生急性加重的次数平均为 2 次，并且急性加重的中位次数高达 3 次。

　　慢阻肺急性加重是指患者咳嗽、咳痰和呼吸困难这三大主要症状的程度明显加重。慢阻肺的急性加重不仅容易造成肺功能的不可逆损伤，也会导致患者原有基础疾病的进一步恶化，从而增加患者的死亡风险。每一次急性加重后，患者的肺功能就会较前更差一点，导致发作时的病情更重一分。比如，患者本来能够上四层楼，急性加重后只上三层楼就气喘吁吁。甚至有些病情严重的患者会因为呼吸衰竭需要住重症病房或加强监护病房（ICU），还有可能会发生死亡。

除此之外，慢阻肺急性加重导致的频繁住院也是患者高昂医疗支出的最直接原因，给家庭造成了严重的经济负担。然而，在现实情况下，多数患者往往在发生急性加重后就诊并不及时，从而导致病情进一步加重并增加了后续治疗的困难程度。因此，减少慢阻肺急性加重的次数和早期识别急性加重的发生应作为慢阻肺管理的核心目标。

慢阻肺患者可能或多或少都有急性加重的经验，**呼吸困难、咳嗽和呼吸有喘鸣音**是急性加重的标志症状，如果患者出现上述症状，就需要及时去医院就诊！

如何判断自己需要马上就医？如果出现以下1种或以上的情况，考虑慢阻肺急性加重，请及时就医！

（1）胸闷、气促加剧，呼吸比平时变浅、变快。

（2）呼吸声音加重，此时气道处于一个狭窄的状态，呼吸时空气进出气道会听到类似吹哨的尖锐声音。

（3）咳嗽比平时更频繁，痰液明显增加，并且痰液的颜色可能出现黄色、绿色、棕褐色等。

（4）部分合并有感冒或者肺炎的患者可能会出现发热的症状。

（5）当睡眠受到影响或经常感到筋疲力尽时，要注意了，这可能是缺氧的表现。

（6）有些重症患者常常会出现意识方面的改变，比如意识混乱、思考能力下降或是记忆出差错，甚至是嗜睡，这可能提示大脑没有得到足够的氧气，要引起特别注意，这些症状常常是肺性脑病的前兆。

（7）有些长期慢阻肺的患者往往会合并慢性肺源性心脏病，此类患者出现急性加重后往往会有心衰的表现，如心慌、下肢水肿等。

（张齐龙）

5. 慢阻肺患者容易出现营养不良吗

营养不良包括营养不足和营养过剩，是指能量、蛋白质或其他营养素缺乏或过量，对机体功能乃至临床结局产生影响的现象。营养不良与老龄化密切相关，老年人由于消化系统功能减退、口腔问题增多、服药等原因，发生营养不良特别是营养不足的风险增高。

很多慢阻肺患者存在营养不良并发症，主要表现为脂肪减少、肌肉萎缩以及内脏蛋白减少，其中肌肉萎缩表现最为明显（图6-3）。营养不良发生率在门诊患者中约为25%，住院患者中约为50%，出现呼吸衰竭的患者营养不良发生率高达60%。

慢阻肺患者营养不良的发生机制尚不清楚，目前认为营养不良的主要原因包括：①长期缺氧、高碳酸血症、心功能不全、胃肠淤血等原因导致胃肠道消化吸收功能障碍，能量消耗增加；②营养物质的摄入与能量的消耗失衡；③三大产能营养素供能比例

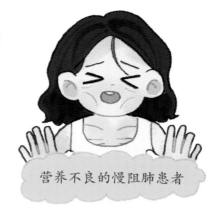

营养不良的慢阻肺患者

图6-3　慢阻肺患者易出现营养不良

不合理、营养物质摄入不足。此外，对于慢阻肺这一类慢性消耗性疾病的患者来说，缺乏锻炼、机体组织长期低氧血症、体液炎性因子水平增高以及治疗药物使用等，也是造成患者营养不良的重要因素。

慢阻肺患者营养不良的危害是多方面的，会造成患者呼吸肌萎缩，呼吸耐力差，呼吸道局部和全身免疫防御功能下降，甚至会一定程度增加患者的病死率。慢阻肺合并营养不良的患者可能出现身体成分的变化，表现为体重下降、肌肉损耗、骨量和骨密度损耗，造成骨质疏松，还可能因脂肪过多导致肥胖和隐性肥胖。

生活中，常用的评估慢阻肺患者营养状态的方法包括理想体重百分数（PIBW）法、三头肌皮褶厚度（TSF）和上臂围（MAC）法、肌酐指数法、体重指数（BMI）法等。另外，患者也可去专业的医疗机构检查血清白蛋白质量浓度和去脂体重，进而准确地判断机体组成，确定机体去脂体重和体脂情况，判断骨骼肌消耗状况。

为了避免营养不良或是慢阻肺病症加重，慢阻肺患者应该吃得健康，加强营养补充（图6-4）。

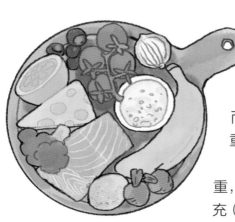

图6-4　营养均衡丰富

慢阻肺患者要保持良好的饮食习惯，注

意戒掉烟酒，同时避免食用油腻、刺激性的食物。日常生活中，由于消化碳水化合物（如馒头、米饭）等会消耗大量的氧气并产生大量的二氧化碳，增加慢阻肺患者通气负担，所以尽量给予患者高单不饱和脂肪酸低碳水化合物型的饮食，食物选择应遵循高蛋白、高脂肪、低碳水化合物，限制盐摄入，补充多种微量元素和维生素，少食产气多的食物。

（于红艳）

6. 慢阻肺患者有哪些忌口，什么样的饮食更适合他们

确诊慢阻肺后，常会逐渐出现咳嗽、咳痰、气短、乏力等表现。虽然这种疾病目前尚无法完全治愈，但只要积极治疗并注意合理饮食，就能够减轻不适症状，提高生活质量。患病后的饮食搭配对疾病的影响不容忽视。

（1）从中西医结合或养生的角度来看，慢阻肺患者有哪些忌口

1）忌吃辛辣刺激食物：辣椒、咖喱、生葱、生姜、生蒜等辛辣刺激的食物容易化热伤津，导致痰液黏稠，咳痰困难。所以，慢阻肺患者应谨慎摄入这类食物。

2）忌吃生冷寒凉食物：中医认为过食寒凉生冷食物会伤脾，脾虚的时候往往会生痰，易导致咳嗽、咳痰症状加重。所以患病后，应该少食或避免吃西瓜、冰激凌、冷饮、螃蟹等生冷寒凉食物。

3）忌吃肥甘油腻食物：动物的内脏、肥肉、蛋黄、油炸食物、奶油、鱼子酱等肥甘油腻的食物会导致体内湿热加重，痰量增多，所以在患慢阻肺后肥甘油腻的食物也应该少吃或不吃。

4）忌吃产气的食物：如果在患病期间大量饮食产气的食物，易出现腹胀，从而使呼吸困难等不适感加重，所以慢阻肺患者应该避免饮用碳酸饮料等容易产气的食物或饮品。

5）忌吃高盐食物：病史较长的慢阻肺患者右心功能可能会受到影响，并出现双下肢水肿，此时应该限制食盐的摄入量，以免导致水钠潴留，让水肿症状加重。所以患病期间，腌菜、腊肉等高盐的食物应该是限量的。

慢阻肺患者应该养成良好的饮食习惯，平衡营养，总热量的摄入符合实际的需要量，少食多餐，摄入低碳水化合物、高蛋白、高纤维饮食，并适量饮水。

（2）对于慢阻肺患者，什么样的饮食更好（图6-5）

1）清淡的食物：慢阻肺患者不仅存在肺功能不全，而且出现感染的可

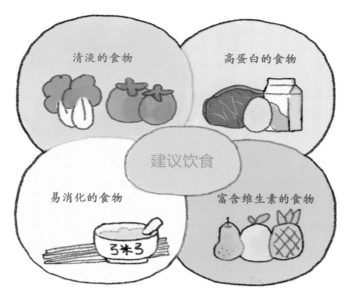

图6-5 患者饮食建议

能性较高，所以饮食要注意清淡，减轻胃肠道的负担。可以进食青菜、西红柿等富含维生素的食物。

2）高蛋白的食物：慢阻肺急性加重或肺功能衰竭时蛋白质代谢增加，进而大量消耗机体的营养，所以患者平时可适量多摄入和储备一些动物蛋白、植物蛋白；动物蛋白可以选择鸡肉、鸭肉、鱼肉、蛋类、牛奶等进行补充，植物蛋白则可以选择豆制品、杏仁等进行补充。

3）易消化的食物：慢阻肺患者因机体存在供血不足、供氧不足的情况，消化功能比较弱，所以需要吃易消化的食物，例如面条、小米粥等。

4）富含维生素的食物：慢阻肺患者需食用富含维生素、膳食纤维的新鲜蔬菜和水果，优先选择润肺、止咳、生津的水果，如梨、柚子、菠萝、猕猴桃等。

（宁 康）

7. 慢阻肺患者可以吃灵芝、人参等补品吗

很多患者喜欢吃中药进补，如人参、灵芝、冬虫夏草等，慢阻肺患者可以用这些补品吗？

从西医学角度来看，慢阻肺以持续呼吸气流受限为特征，主要临床表现为咳嗽、咳痰、呼吸困难、胸闷，常伴有食欲不好、身体消瘦、焦虑等症状。

从中医学角度来看，慢阻肺是由外邪入侵患者身体而造成的，祖国医学将慢阻肺归属为"肺胀"范畴，多由久病咳喘，迁延失治，以致肺、脾、肾三脏气虚。东汉张仲景著述的《金匮要略》中有"咳而上气，此为肺胀"的描述，并且对其症状也进行了详细介绍——"其人喘，目如脱状""咳逆倚息，短气不得卧，其形如肿"，这与现代慢阻肺的症状不谋而合。

慢阻肺的发病机制与免疫紊乱有关，表现为细胞免疫失控、体液免疫异常和固有免疫减弱，使抵抗呼吸道感染的能力下降。许多植物制剂，如人参、灵芝、冬虫夏草等都有一定的免疫调节作用。人参是我国名贵中药材，味甘，微苦，性微温，归脾、肺、心、肾经，含有多种生物活性，能增强机体的免疫力，具有补气固脱，健脾益肺的功效。灵芝是中药之王，具有显著的镇咳、祛痰、平喘及缓解咽炎作用，同时还有双向调节人体功能整体平衡和增强自我康复能力。冬虫夏草，味甘性温，入肺、肾二经，可抑制炎症反应，改善血管内皮功能等，具有润肺、止咳、化痰和提高人体免疫力等功效。随着病程延长，慢阻肺老年人容易消瘦、乏力、没精神等，与呼吸费力消耗能量、食欲减退、消化能力差等因素有关。在药物治疗的同时，不妨选择适合自己症状类型的饮食来保证营养，也有利于疾病的控制。如果患慢阻肺的老年人有咳嗽、气短、无力、精神疲倦、食欲不好等症状，可取人参10g（或在医生指导下选用党参等药物）、灵芝30g，装入1只处理干净的乌鸡腹内，用砂锅炖至鸡肉烂熟，适当调味即可，食肉饮汤，每周1次，有助于益气健脾，改善疲倦乏力的状态。

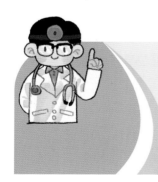

【 医生提示 】

服用任何中药补品进补前必须咨询相关医生，辨清阴阳虚实，辨证施药，辨虚论补，切勿盲目滥用补品。

（庄锡彬）

8. 慢阻肺患者需要减肥吗

慢阻肺患者常伴有营养不良，稳定期患者营养不良发生率为 20%~35%，急性加重期患者营养不良发生率达 70%。主要是因为食物摄入不足、消化吸收功能障碍、蛋白质合成受到抑制，同时患者的气道阻塞，呼吸做功加强，呼吸肌氧耗增加，处于一种高代谢状态，能量消耗比正常人增加 15%~20%。

体重指数（BMI）是与体内脂肪总量密切相关的一个指标，主要反映全身性超重和肥胖。正常人 BMI 在 18.5~24.9kg/m^2，若是低于 18.5kg/m^2，则视为体重偏轻、营养不良，此时身体抵抗力下降，更容易患病。与 BMI 正常的慢阻肺患者相比，低 BMI 与运动能力降低和死亡风险增加相关，营养不良和低 BMI 影响着慢阻肺患者的治疗。

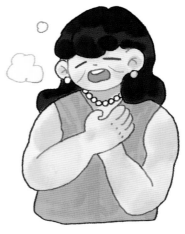

肥胖定义为 BMI≥30kg/m^2，相对于 BMI 正常的慢阻肺患者，肥胖会导致患者呼吸困难加重及较差的健康状态，也会加重心脏的负担，长期可能诱发心力衰竭（图 6-6）。通过比较轻度和中度慢阻肺患者与普通人群，我们发现肥胖与死亡风险增加相关。文献报道，BMI 高于正常范围之后，每升高 5kg/m^2 与全因病死率增加 30% 相关。

那么，肥胖的慢阻肺患者是否需要减肥呢？

其实对于慢阻肺患者而言，肥胖的治疗很重要。与体重正常的慢阻肺患者相比，肥胖的慢阻肺患者安静状态下的肺过度充气程度降

图 6-6　肥胖导致慢阻肺患者呼吸困难加重

低、去脂体重增加以及骨质疏松症的患病率降低，同时重度气流受限和死亡风险也降低——称为肥胖悖论。鉴于肥胖对慢阻肺患者预后的不同作用，我们应考虑重度慢阻肺患者超重的可接受范围，并且需确立优化慢阻肺合并肥胖患者的管理方法。体重管理的内容与普通人群相似，包括减少饮食摄入，增加体力活动和改变行为习惯等。

维持适当的体重是可以延缓慢阻肺的进展、降低死亡风险的，因此不要求偏胖的慢阻肺老年患者快速降低体重，而是应将体重维持在一个比较稳定

的范围内。重度肥胖的患者要减肥，营养不良的患者需要加强营养，慢阻肺患者应该吃得稍微胖一点，但是不能过度，多吃一些高能量、高蛋白、低碳水化合物的食物，这样不仅可促进患者增加去脂肪组织，也可以促进健康状况的好转，提高患者的生活质量。

（柴文戍）

9. 慢阻肺患者如何调节情绪

慢阻肺是一种进行性发展的慢性呼吸道疾病，患者自我管理欠佳可能会导致症状逐渐加重，此时患者尤其是老年患者难免产生埋怨、焦虑、恐惧、抑郁及悲观等不良情绪，这些情绪可能进一步严重影响病情，不利于病情康复。

（1）慢阻肺患者常见的不良情绪及想法（图 6-7）

1）埋怨：病情反复发作，药物起效缓慢，可能会使患者性格改变、脾气暴躁，产生不满情绪，不愿意好好配合治疗及护理。

2）焦虑：多数人存在慢性持续的紧张、害怕、广泛性焦虑，部分人存在急性焦虑发作，甚至会有特别明显的濒死感，夜晚会更明显。

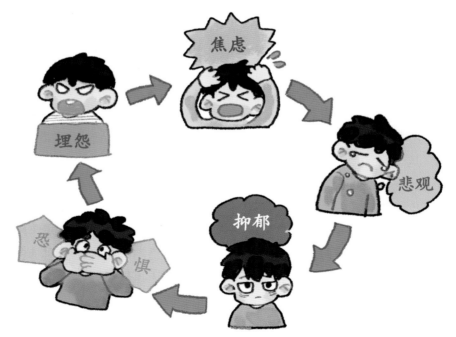

图 6-7　慢阻肺患者常见的不良情绪及想法

3）恐惧：患者平时有不同程度的咳嗽、气喘、胸闷，偶因痰液难以咳出而出现呼吸困难、窒息，恐惧心理尤为突出。

4）抑郁：抑郁情绪主要表现为情绪低落——高兴不起来、沮丧，没有愉快感；兴趣减退——做事没劲头，丧失以往的兴趣爱好。

5）悲观：经长期治疗病情无明显改善的患者，容易出现放任心理，悲观失望，带着消极绝望的情绪，依从性差，不配合治疗。

（2）抑郁、焦虑自测量表（表 6-2、表 6-3）

表 6-2 抑郁自评量表（SDS）

指导语：请仔细阅读下面每一条，根据最近一周的情况，选择在适当的等级下画"√"。用 * 标注者，是用正面词汇描述的，按 4、3、2、1 顺序反向计分。

问题	没有或很少时间	少部分时间	相当多时间	绝大部分或全部时间
1. 我感到郁闷，情绪低沉	1	2	3	4
*2. 我感到早晨心情最好	4	3	2	1
3. 我要哭或想哭	1	2	3	4
4. 我夜间睡眠不好	1	2	3	4
*5. 我吃东西和平时一样多	4	3	2	1
*6. 我与异性接触时和以往一样感到愉快	4	3	2	1
7. 我感到体重减轻	1	2	3	4
8. 我为便秘烦恼	1	2	3	4
9. 我的心跳比平时快	1	2	3	4
10. 我无故感到疲劳	1	2	3	4
*11. 我的头脑像往常一样清楚	4	3	2	1
*12. 我做事情像平时一样不感到困难	4	3	2	1
13. 我坐卧不安，难以平静	1	2	3	4
*14. 我对未来感到有希望	4	3	2	1

续表

问题	没有或很少时间	少部分时间	相当多时间	绝大部分或全部时间
15. 我比平时容易激动生气	1	2	3	4
*16. 我觉得决定什么事很容易	4	3	2	1
*17. 我感到自己是有用的和不可缺少的人	4	3	2	1
*18. 我的生活过得很有意思	4	3	2	1
19. 我认为我死了别人会过得更好	1	2	3	4
*20. 我仍旧喜爱自己平时喜爱的东西	4	3	2	1

结果分析：把 20 个项目小分相加得到粗分，粗分乘以 1.25 取整数得到标准分，<53 分为无抑郁，53~62 分为轻度抑郁，63~72 分为中度抑郁，73 分以上为重度抑郁。（注：结果仅供参考，不作为诊断抑郁的依据，自测结果异常建议及时到精神科或心理科就诊）

表 6-3　广泛性焦虑量表（GAD-7）

根据过去两周的状况，请您回答是否存在下列描述的状况及频率，请看清楚后在符合您选项的数字上面画"√"

序号	项目	完全不会	好几天	超过一周	几乎每天
1	感觉紧张、焦虑或急切	0	1	2	3
2	不能够停止或控制担忧	0	1	2	3
3	对各种各样的事情担忧过多	0	1	2	3
4	很难放松下来	0	1	2	3
5	由于不安而无法静坐	0	1	2	3
6	变得容易烦恼或急躁	0	1	2	3
7	感到似乎将有可怕的事情发生而害怕	0	1	2	3
总分	7 个项目小分相加				

根据过去两周的状况，相应分数增加：0~4 分为无症状，5~9 分为轻度焦虑；10~14 分为中度焦虑；15 分及以上为重度焦虑。（注：结果仅供参考，不作为诊断焦虑的依据，自测结果异常建议及时到精神科或心理科就诊）

（3）慢阻肺患者如何正确管理不良情绪

1）树立正确的疾病管理观念：慢阻肺可通过药物治疗得到控制且维持长期稳定，不是不治之症，规律用药的同时注意戒烟。面对问题，解决问题，积极寻求医生、护士的帮助，纠正错误的认知，树立正确的理念及积极向上的态度。

2）积极参与社交活动和志愿活动：学习使用社交媒体软件，如微信、QQ 等，能够更方便地与亲朋好友保持联系；可以去社区活动中心、公园等公共场所，加强与他人互动交流；参加各种志愿活动，加入自己感兴趣的团体或组织，扩大社交，加强交流。

3）转移注意力，改善睡眠：经检查病情已经恢复、好转，可能仍有持续胸闷、疼痛、失眠等症状，除了配合用药外，可以采取阅读、听音乐、看电视等方法转移注意力，也可以适度进行一些有氧运动，多培养一些兴趣爱好，如下棋、养花、书法等，保持良好睡眠。

4）心理咨询：有些慢阻肺患者的抑郁或焦虑情绪严重，可能影响到正常生活，此时建议患者积极主动就医，寻求心理医生的帮助，在专业人士的指导下进行情绪调节。

（苏　毅）

10. 慢阻肺患者睡不好觉怎么办

睡眠呼吸障碍在慢阻肺患者中很常见，发生率约为 40%，主要包括睡眠相关低氧血症、阻塞性睡眠呼吸暂停、睡眠低通气、呼吸努力相关微觉醒（表 6-4）。

表 6-4　慢阻肺患者中常见的 4 种睡眠呼吸障碍

类型	特点
睡眠相关低氧血症	动脉血氧饱和度持续降低（<88%）且持续时间超过 5 分钟，并没有与睡眠相关的低通气现象
阻塞性睡眠呼吸暂停	以阻塞性为主的呼吸事件≥5 次 /h，并且有符合 OSA 的症状和体征

续表

类型	特点
睡眠低通气	$PaCO_2>45mmHg$，或者与觉醒状态或仰卧位时的 $PaCO_2$ 水平相比，睡眠时 $PaCO_2$ 升高≥10mmHg
呼吸努力相关微觉醒	持续≥10 秒异常呼吸努力伴鼻压波形变平（表明气流受限）和 / 或呼吸用力增加，终止于觉醒，但未达到呼吸暂停或低通气的标准

睡眠呼吸障碍的促发因素包括肥胖、吸烟、心力衰竭、使用阿片类药物。

什么时候应该怀疑存在睡眠呼吸障碍呢？可通过以下量表进行自测（表 6-5）。若其中一项选择"是"，则怀疑睡眠呼吸障碍。

表 6-5　疑诊睡眠相关呼吸障碍		
项目	是	否
自述存在提示阻塞性睡眠呼吸暂停的**典型症状**，如打鼾（尤其是呼气时）、喘气和窒息感、晨起头痛或日间睡眠增加	□	□
肥胖（男性 BMI>30kg/m², 女性 BMI>40kg/m²）	□	□
静息时或运动时日间脉搏血氧饱和度降低（<93%）	□	□
日间高碳酸血症	□	□
男性**颈围** >43cm，女性颈围 >41cm	□	□
有肺动脉高压或右心衰竭的征象	□	□
红细胞增多症	□	□
晨起头痛，尤其是进行氧疗时	□	□
患者**使用已知会影响呼吸的药物**，如阿片类药物和催眠药	□	□
存在**已知与阻塞性睡眠呼吸暂停相关的合并症**，如心房颤动、2 型糖尿病、终末期肾病、心力衰竭、脑卒中和体循环动脉高压	□	□

可以使用**便携式睡眠监测仪**帮助确诊是否存在睡眠呼吸障碍，或前往医院呼吸科或耳鼻喉科行睡眠监测（图 6-8）。

睡眠呼吸障碍的治疗目标包括减轻睡眠时的低氧血症、提高睡眠质量、减少慢阻肺相关的并发症，并有可能降低慢阻肺相关的死亡率。

（1）**氧疗：** 详见本书第五章"非药物治疗"问题 21、22。

（2）**呼吸肌锻炼：** 详见本书第五章"非药物治疗"问题 11。

（3）**药物治疗：** 药物包括抗胆碱药、β肾上腺素受体激动剂、茶碱类药物等。

（4）**失眠药物治疗：** 患者普遍会关心催眠药的使用除了帮助睡眠外，能否在睡眠的

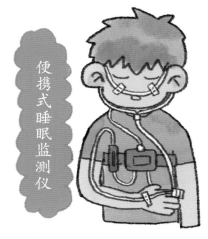

图 6-8　便携式睡眠监测仪

过程中使血氧保持在一个相对好的状态，会不会造成急性二氧化碳潴留或者肺性脑病。

慢阻肺患者能不能服用催眠药，需要进行充分的评估，一是评估睡眠过程中血氧水平和二氧化碳水平，二是进行睡眠监测。睡眠监测可以帮助评估患者主诉的失眠到底是真的失眠，还是患者本身对于睡眠感知能力下降造成的一些误判，对于假的失眠，催眠药物就可能是不适当的选择。

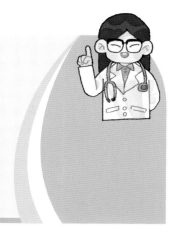

【医生提示】

催眠药干预的总原则：低剂量、间断、短期给药。用药之前，须咨询专科医生药物使用方法和副作用，用药期间做好呼吸、神志、认知方面的监测。一定要在医生指导下，根据睡眠状况及时调整药物剂量，千万不要盲目使用，随意调整剂量。

（5）**无创呼吸机：** 详见本书第五章"非药物治疗"问题 23、24。

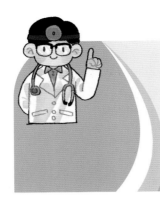

【医生提示】

　　使用无创呼吸机前，须咨询专科医生无创呼吸机的使用方法并选择合适的面罩；建议首次使用无创呼吸机时详细阅读说明书，并在医院或社区诊所内在专业医护人员的培训及指导下使用。

（尹辉明）

11. 慢阻肺患者适合冬季去南方温暖的地方吗

　　慢阻肺作为一种常见的慢性气道疾病，病情与气候变化有一定关系。在寒冷的气候条件下，空气中的湿度低，容易导致呼吸道黏膜干燥，引起咳嗽、喉咙不适等症状；冬季气温低，气压高，会使慢阻肺患者的肺功能下降，呼吸困难加重。此外，我国北方部分地区冬季空气污染严重、冬季室内供暖造成的空气干燥、细菌滋生等情况均有可能不同程度刺激呼吸道，从而加重慢阻肺患者的症状。因此，冬季也是慢阻肺的高发期。

　　相对于北方，南方地区冬季气温较高，相对湿度较大，有利于缓解慢阻肺患者呼吸不适症状（图 6-9）。且南方地区冬季更适宜开展一些户外运动，如散步、慢跑、游泳等。这些都会对慢阻肺患者的健康产生积极影响。

　　但同时也应看到，气候变化只是影响慢阻肺患者病情的其中一环，选择

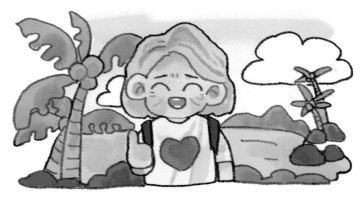

图 6-9　温暖湿润的地方可能更适合呼吸道疾病患者

到更为适宜的南方过冬，只能"缓解"症状，而不能"一劳永逸"。在冬季去南方温暖的地方生活时也需要注意一些事项。首先，要注意保暖，避免受凉引起病情加重；其次，要注意饮食，避免过度进食油腻、刺激性食物，保持饮食清淡；再次，慢阻肺患者应该积极锻炼身体，增强身体的抵抗力和免疫力，适当的散步、瑜伽、太极拳等运动都是不错的选择。慢阻肺患者应该定期去医院进行检查和治疗，以便及时发现和处理病情。建议在外出时携带必要的药物等，以备不时之需。

需要注意的是，并非所有慢阻肺患者都适合在冬季前往南方温暖地区生活。我国南北饮食结构差异较大，加之潮湿气候易使老年人脾胃功能下降，若饮食不节或不洁，可造成脾胃失调或脾阳不振，食欲降低，老年患者也可因聚湿、凝痰、郁久化热而出现胃痛、腹痛、稀便或便秘等肠胃功能紊乱症状，也就是老百姓经常形容的水土不服。慢阻肺患者需要根据个体情况选择合适的生活方式，在决定是否去南方生活时，建议先咨询医生的意见，以确保自己的健康和安全。

（苏　琦）

12. 慢阻肺患者外出旅行时需要带些什么

适当运动对于慢阻肺患者的康复是有益处的，外出旅行参与社交也有利于慢阻肺患者愉悦身心和增强信心，病情稳定的慢阻肺患者如果能够耐受一般的日常运动、生活起居是可以短期外出旅行的，但外出旅行前，须做好充分的准备工作。

首先，需要带上一些药品，除了平时长期规律使用的药物外，还需要携带一些应急药物如短效支气管解痉剂（沙丁胺醇气雾剂）、抗过敏药、抗菌药、祛痰药、预防和治疗感冒的药物等。

慢阻肺患者多为老年人，需要长期使用吸入药物，对部分吸入剂的吸入配合或按压比较吃力，因此还需要备上储物罐及帮助按压的助压器，帮助更好地吸入药物。

另外还需要携带指夹式血氧仪。指夹式血氧仪可以较为直观地反映氧合情况，正常情况下，指夹式血氧仪的读数应该在 95% 以上，如果 2 次以上检测低于 93% 且感觉呼吸困难，有口唇或四肢末梢皮肤发绀等，则需要吸氧并及时就医。对于一些病情较重的患者，不建议外出，若这类患者非常渴望外出旅行，则需要带上家用无创呼吸机和便携式制氧机，根据指氧情况选择吸氧或是使用无创呼吸机。

其次，慢阻肺患者旅行时需要携带一些必需的生活用品、免洗手消毒液、一次性消毒湿巾及一次性口罩（图6-10）。对于慢阻肺患者来说，减少气道感染的发生是重中之重，口罩可以有效减少细菌、病毒的入侵，阻断大部分飞沫传播，对于预防呼吸道感染等有着重要的作用，同时还能减少二手烟、雾霾及空气粉尘等有害气体的吸入，大大降低慢阻肺急性加重的可能性。

再次，还要多带衣物，根据天气变化及时增减，注意保暖，避免着凉，以防加重病情。如果有条件可携带助行工具如拐杖、助步器、轮椅等，以降低活动强度，减少额外氧气消耗（图6-11）。

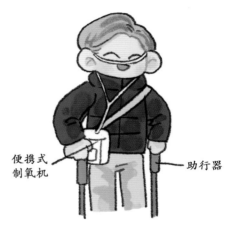

便携式
制氧机

助行器

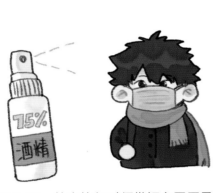

图 6-10　外出旅行时须带好必需用品

图 6-11　外出使用便携式制氧机及助行器

慢阻肺患者在选择旅行地点时，建议避免前往海拔较高、气温较低或存在呼吸系统传染疾病疫情的地区，以免诱发呼吸道症状，造成不必要的风险。

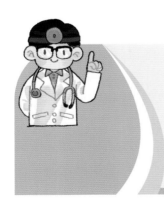

【医生提示】

　　慢阻肺患者如果前往高海拔或寒冷地区，出行前请务必先到医院进行相关的检查，比如肺功能检查、胸部 CT 检查等，待医生进行相关的评估以后再决定是否可以出行。

　　当然，最重要的是带上家人、朋友，有家人、朋友的陪伴照顾，慢阻肺患者才能更好地感受这个世界的美好。

（丁毅鹏）

13. 慢阻肺患者乘坐飞机安全吗

　　乘坐飞机已经成为越来越普遍的出行方式，那么慢阻肺患者乘坐飞机是否安全呢？有哪些注意事项呢？

　　（1）慢阻肺患者乘坐飞机可能会面临哪些风险：一般情况下，飞机会通过喷气涡轮机将外界的氧气加工成为人们可以在机舱内呼吸的氧气，但是随着飞机飞得越来越高，飞机外的空气就会越来越稀薄，机舱内的氧气就会相对不足。这使一些基础氧需求量大的慢阻肺患者，尤其是在长时间的飞行时，更容易产生胸闷、憋气的感觉，这本质上是由于氧合负担加重，产生了缺氧的表现（图6-12）。

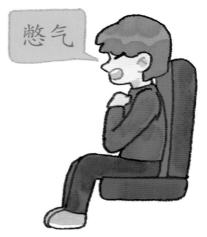

图 6-12　慢阻肺患者乘坐飞机时可能感到胸闷、憋气

　　（2）慢阻肺患者可以乘坐飞机吗：一般来说，病情稳定是慢阻肺患者乘坐飞机的前提。这意味着慢阻肺患者在乘坐飞机前的一周内没有明显的咳嗽、咳痰、气喘等症状或者症状特别轻微。轻中度慢阻肺患者（FEV_1% 在 50% 以上）如果能够耐受一般的日常生活运动、生活起居，比如上下楼梯、快走等，没有缺氧或者没有呼吸衰竭（海平面静息状态下指脉氧 >95%），并且长期规范化治疗，那么乘坐飞机是相对安全的，但是不建议长途飞行（飞行时间 >6 小时），以防出现缺氧。如果慢阻肺患者在海平面静息状态下的指脉氧 <95%，则建议在飞行中补充氧气（1~2L/min），以使指脉氧维持在 95% 以上。需要注意的是，如果患者有明显的咳嗽、咳痰、气喘，建议在病情稳定之后再选择乘坐飞机出行。

　　对于肺功能比较差的重度和极重度慢阻肺患者（FEV_1% 在 50% 以下），或者是在海平面静息状态下身体仍处于中重度低氧血症（指脉氧 <90%）的慢阻肺患者而言，不建议选择飞机出行。

　　因为高空飞行时机舱内的氧气含量较低，并且慢阻肺患者本身通气功能存在异常，选择乘坐飞机可能会导致患者出现呼吸困难，甚至呼吸衰竭，增加急性加重的风险。

如果此类患者确有乘坐飞机的需求，建议提前联系航空公司做好沟通，告知吸氧需求，落实好飞机上供氧细节。必要时取消飞行计划。

总之，建议所有的慢阻肺患者在选择飞机出行之前，先完善肺功能检查、血氧饱和度评估，以全面了解身体状态，为飞行做准备。

（3）慢阻肺患者乘坐飞机时要注意什么：

1）建议所有的慢阻肺患者在飞行途中随身携带指脉氧仪以评估缺氧情况，确保飞行途中指脉氧始终保持在 90% 以上，必要时联系乘务人员进行吸氧。

2）建议随身携带平时规律吸入的药物（吸入型气雾剂可携带上飞机）。此外，还可以准备一些速效解痉药如噻托溴铵、沙丁胺醇等供临时应急使用。

3）规范佩戴外科口罩，避免冷空气刺激及感染病原体。

4）在飞机上行走、上厕所等活动会加重低氧血症。因此，建议短途乘客在登机前去卫生间，在飞行途中尽量不要离开座位，以减少在飞机上的活动。

（杨露露）

14. 慢阻肺患者家属应注意什么

慢阻肺家庭管理的目的是能够延缓患者肺功能下降，提高患者生活质量，降低致残风险，减少急性加重及入院次数。

（1）保证居住环境干净： 慢阻肺患者居住的环境要干净、卫生（图 6-13）。慢阻肺患者如果居住在粉尘比较多，或经常有烟雾的环境中，病情不会得到很好的控制，而且容易加重。

（2）帮助患者进行功能锻炼

1）呼吸锻炼：增加氧气的吸入和二氧化碳的排出。

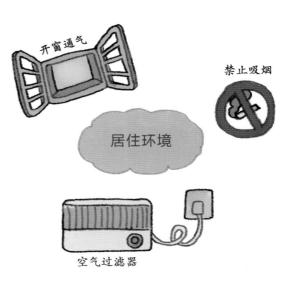

图 6-13　应保证居住环境干净

缩唇呼吸可以增加呼气时的阻力，这种阻力可以使支气管保持一定压力，防止支气管及小支气管过早被增高的胸内压压瘪，这种呼气阻力有助于排出肺泡内的气体，减少肺内残留气体的量，从而使患者能够吸入更多的新鲜空气，缓解缺氧症状。

腹式呼吸可以使呼吸阻力降低，肺泡通气量增加，提高呼吸效率。

缩唇呼吸、腹式呼吸具体操作见本书第五章"非药物治疗"部分问题13、14。

2）运动锻炼：适当的运动有助于提高身体免疫力，对于肺功能也有提升作用。

（3）辅助患者进行家庭氧疗：长期家庭氧疗是慢阻肺稳定期患者康复治疗的重要措施。建议每天持续吸氧 15 小时以上。严重缺氧的慢阻肺患者经长期家庭氧疗后，生命质量会明显提高，气促症状缓解，活动能力增强，生活自理能力得到提高。

（4）保证患者合理饮食：饮食合理科学才能及时补充身体所需要的各种营养物质，才能避免病情因为饮食不当而受到不利影响。建议患者合理搭配饮食，少食多餐，避免因饱胀而引起呼吸不畅（图 6-14）。

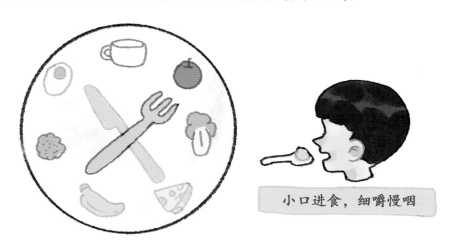

小口进食，细嚼慢咽

图 6-14　患者应合理健康饮食

（5）对患者进行心理支持：慢阻肺患者因为体力减退、呼吸困难加重、食欲和体重下降，而出现易激惹，消极悲观，性情孤僻，恐惧死亡。家属要认真倾听患者的主诉，多陪伴患者，了解抑郁、焦虑的可能原因，针对性地进行疏导，关注患者心理变化。

（6）辅助患者进行药物治疗：辅助患者遵从医嘱，规范用药，定期随访，及时发现患者急性加重情况，协助患者尽快就医。

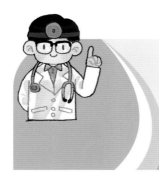

【医生提示】

如短期内出现咳嗽、咳痰和／或喘息加重，痰量增多，痰液呈脓性或黏液脓性，伴发热等症状，须及时就医。

（刘　燕）

15. 慢阻肺患者突发呼吸困难如何处理

呼吸困难是困扰慢阻肺患者最常见的症状之一。部分轻中度慢阻肺患者会在体力活动后感到气促和呼吸不畅，可通过做"腹式呼吸 + 缩唇呼吸"运动、自行用药缓解。重度或极重度患者突然发生憋闷和呼吸困难，则多考虑为慢阻肺急性加重，应立即就医及时处理。

轻中度慢阻肺患者在进行过度的体力活动或体育运动后出现呼吸急促和不畅，大部分患者会下意识通过加快呼吸频率来缓解，但是浅表快速的呼吸会让呼吸肌变得更易疲劳，从而陷入越呼吸越费力的境况。可以采取腹式呼吸协同缩唇呼吸的方式改善症状。腹式呼吸能够带动膈肌运动，改善异常呼吸模式，减少呼吸辅助肌的使用，降低患者所需要的呼吸能耗。缩唇呼吸能够增加气道阻力，防止小气道过早闭合，通过改善通气换气，减少肺内残气量。两种呼吸方式结合能够让患者以最节能的方式呼吸，迅速缓解憋闷、喘息的症状。缩唇呼吸、腹式呼吸具体操作见本书第五章"非药物治疗"问题 13、14。

患者应熟练掌握腹式呼吸和缩唇呼吸的动作，以便在突发呼吸困难时熟悉运用。除了掌握上述方式之外，慢阻肺患者还应定期进行肺功能检测，评估肺功能的状况，在医生进一步的指导下用药，用药物缓解症状。

若呼吸系统症状出现了超出日常的改变，比如咳嗽加剧、气促加重、痰量增多或痰液呈脓性、呼吸困难等，多为慢阻肺急性加重所引起，需要进行以下四步处理：

（1）加强室内的通风，保持空气通畅，多呼吸新鲜空气缓解缺氧症状。

（2）及时采取半卧位，吸入短效支气管舒张剂，保持气道通畅。

（3）如果有条件可以进行低流量低浓度吸氧，改善通气。

（4）拨打 120 即刻就医，评估急性加重程度，依据病情程度在门诊接受治疗或住院治疗（图 6-15）。

急性加重的处理

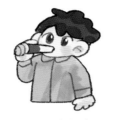

1. 吸入短效支气管舒张剂
增加剂量或频次

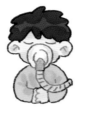

2. 低浓度
低流量吸氧

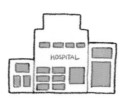

3. 急诊就医，评估
急性加重

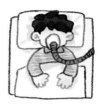

4. 严重者住院

图 6-15　慢阻肺急性加重时的处理

（毛　玮）

16. 有哪些针对慢阻肺患者的人工智能产品

大多数慢阻肺患者在确诊之后可以按照医嘱居家完成健康自检和疾病管理。人工智能设备可实时地对患者健康指标进行监测，及时向医生反馈数据，辅助制订个体化慢性病管理方案，在慢阻肺急性加重的预防、病情监测和治疗、康复中扮演了重要的角色。

（1）**智能室内空气质量监测器**：可显示室内空气温度、湿度、气压，空气中颗粒物（$PM_{2.5}$）、总挥发性有机化合物、二氧化碳、放射性气体氡气等的浓度，联网实时传输数据，还可智能联动新风机、空气净化器、空调、电风扇、加湿器等智能家居，改善室内空气质量，减少居家环境诱发的病情加重（图 6-16）。

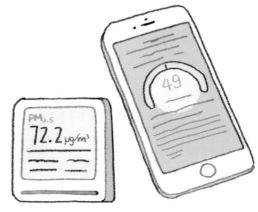

图 6-16　智能室内空气质量监测器

（2）**可穿戴的智能呼吸监测传感器（RMS）系统**：可实时获取使用者的呼吸频率、呼吸暂停低通气指数、肺活量、呼气峰值流速等自校准参数，进行信息存储和诊断分析，兼具紧急呼救与远程传输等功能，协助慢阻肺的病情监测和康复治疗（图6-17）。

（3）**智能家庭用肺功能仪**：可以测定慢阻肺常用的肺功能指标，上传数据至手机端自动生成电子健康日记，显示指标趋势，让测量肺功能像测量血压一样简单（图6-18）。

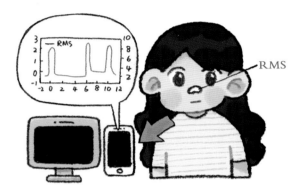

图 6-17　可穿戴的智能呼吸监测传感器（RMS）系统

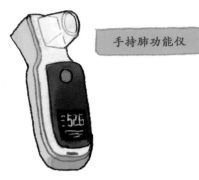

图 6-18　智能家庭用肺功能仪

（4）**智能手表/手环/指环**：可以监测血氧饱和度、呼吸频率、睡眠状况、血压、心率等多项健康指标，记录日常活动量，协助患者进行呼吸训练（图6-19）。

（5）**智能药物吸入器（图6-20）**：可帮助慢阻肺患者遵医嘱定时、定量地使用吸入药物并做记录，提高依从性，同时兼具药物咨询和病友交流等社交功能。

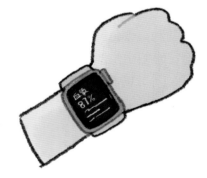

图 6-19　智能手表

（6）**智能雾化器**：可实现智能呼吸检测，只在吸气时雾化，可个性化调节雾化速率，提高药物的利用率和用药体验，实时记录雾化过程用药时间、用药量、吸气/呼气比例，辅助医生精准用药。

（7）**智能戒烟设备**：内置传感器的碳纤维材质烟盒，基于人工智能和机

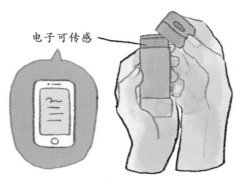

图 6-20　智能药物吸入器

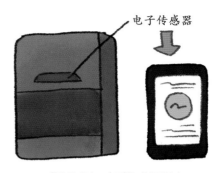

图 6-21　智能戒烟设备

器学习，配合 App 应用，分析用户吸烟习惯，辅以社交、游戏等心理辅助手段，帮助吸烟者克服烟瘾（图 6-21）。

（8）智能呼吸训练器：使患者通过 App 在医护人员指导下进行呼吸康复锻炼，提升肺部通气量，清除气道分泌物，提高心肺携氧能力。

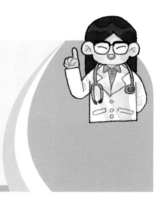

【医生提示】

　　部分人工智能产品的监测数据因受外界干扰因素较多，无法达到医学级，不能作为诊断和医疗用途，无法代替医疗器械产品，购买时请注意辨别，须在医生的指导下合理使用。

（迟　　晶）

17. 慢阻肺患者可以在社区治疗吗

　　慢阻肺是一种常见的呼吸系统慢性病，就像高血压、糖尿病一样，慢阻肺患者在二三级医院确诊后，需要长期用药和随访。从 2018 年开始，中国基层呼吸疾病防治联盟在全国大力推广基层医疗机构呼吸疾病规范化防诊治体系与能力建设，全科医生呼吸疾病防诊治能力普遍提升，这主要体现在基层医疗机构人员、设备和药品三方面逐步和二三级医院对接。2021 年，许多社区卫生服务中心陆续成立了慢阻肺特色专科，慢阻肺的诊断和治疗阵地渐渐向社区转移。

社区卫生服务中心（站）是慢性病管理的主战场，现在社区正在积极开展家庭医生服务，家庭医生通过签约，将高血压、糖尿病、冠心病、脑卒中和慢阻肺等慢性病规范管理起来。确诊的慢阻肺患者来到社区卫生服务中心（站），可以选择一位有慢阻肺特长的全科医生作为家庭医生。当然，也需要患者配合做到以下几点。

（1）到就近的社区卫生服务中心（站）建立健康档案。

（2）选择一位呼吸特长或慢阻肺专科的全科医生，签约成为家庭医生。

（3）将健康信息（或病历）、辅助化验检查结果和使用的药物带到诊所，家庭医生会进行汇总、评估，制订干预随访计划。

（4）配合家庭医生开展疾病管理：稳定期患者可以在社区规律地开取相关药物，接受随访、评估和开展呼吸康复等；急性加重的患者，可以及时地寻求医生的帮助或由医生协助转诊到上级医院。

（5）有关健康问题的咨询可以通过手机软件或签约微信群与家庭医生进行线上沟通，必要时可前往社区卫生服务中心（站）进行面对面交流。

家庭医生是以团队协作形式开展服务的，成员由全科医生、社区护士、临床药师、保健科人员和三级医院专科医生组成（图6-22），他们不仅可以帮助患者开取慢阻肺相关药品，而且可以指导患者规范地使用吸入性药物，还可以定期通过量表或肺功能检查评估患者的疾病状态，及时调整患者的药物治疗方案；吸烟的患者也可以寻求戒烟的帮助。当然，很多人不仅患慢阻肺，同时还患有高血压、糖尿病、骨质疏松等其他慢性疾病，可以在家庭医生的帮助下，整体管理起来。当病情得到很好的控制，各项指标都达标时，患者会有很强的归属感，这是多好的事情啊！

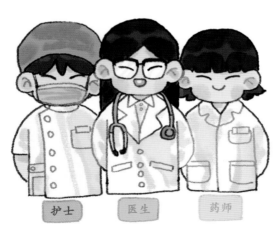

图6-22 家庭医生以团队协作形式开展服务

（段英伟）

18. 戒烟可以预防慢阻肺吗

我国是烟草生产和消费大国，吸烟人数众多且人群分布广泛。同时，吸烟所带来的健康问题也受到了越来越多的重视。那么，戒烟可以预防慢阻肺吗？答案是肯定的！

吸烟是导致慢阻肺发生的重要因素，吸烟者发生慢阻肺的风险是不吸烟者的 2.9 倍！而且吸烟量越大、吸烟时间越长、开始吸烟的年龄越小，慢阻肺的发病风险越高。同时，暴露于二手烟的危害并不比吸一手烟危害小，二手烟暴露也会引发慢阻肺。

戒烟是预防及治疗慢阻肺的关键措施和重要干预手段（图6-23）。首先，及时戒烟可以有效预防慢阻肺的发生，保护自己远离慢阻肺的困扰。其次，即使已经确诊慢阻肺，戒烟依然可以获益：

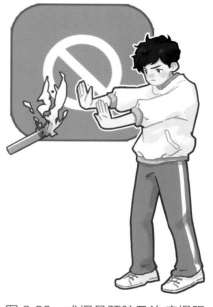

（1）可以减轻咳嗽、咳痰、喘息等症状。

（2）有利于恢复气道对痰液及有害物质的清除能力，从而更快恢复。

（3）可以延缓肺功能下降的速度，部分患者有可能恢复到不吸烟者的水平。

（4）可以提高体力及运动耐力，提高生活质量。

图6-23　戒烟是预防及治疗慢阻肺的关键措施和重要干预手段

（5）可以提高支气管舒张剂等药物治疗的效果。

（6）可以降低急性加重风险及住院风险，避免发生严重或致死性慢阻肺。

（7）可以降低死亡率，延长预期寿命。不仅如此，戒烟还可以降低慢阻肺患者罹患肺癌等其他严重疾病的风险。

所以，防控慢阻肺，从戒烟开始！不论是否患有慢阻肺，尽早戒烟都可以获益多多，让我们大声跟香烟说不，远离烟草，拥抱健康！

（魏　莉）

19. 戒不了烟怎么办

　　许多吸烟者明明知道吸烟有害，却由于种种原因戒不了烟。一般来说戒不了烟的原因有三种：第一种是环境因素，戒烟者在戒烟过程中几乎都会面对周围有人给自己递烟的情况，因碍于情面或怕被奚落而戒烟复吸；第二种是戒烟者意志力和自控力差，无法拒绝吸烟诱惑，自己独自复吸；第三种是吸烟者长期吸烟后产生了严重的烟草依赖，即尼古丁依赖，戒烟后出现严重的戒断症状，让他们无法忍受。

　　怎样做才能成功戒烟呢？

　　环境因素造成戒烟困难的人要尽可能避免到吸烟的场所，不接触或少接触吸烟人群，也可以新建一个无吸烟者的社交圈子；在无法回避与吸烟者接触的情况下，当对方递烟时要声明自己已经戒烟了，并告诉对方吸烟有害健康，不要吸烟。一旦拒绝所有的递烟行为，就会形成别人不递烟、你也不再吸烟的良好习惯，这是戒烟成功的关键（图6-24）。

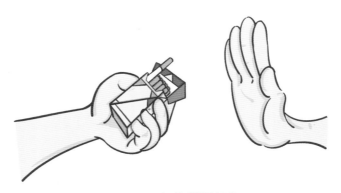

图 6-24　拒绝递烟行为

　　针对自控力差的人，一是向家人、同事和朋友郑重宣布自己决定开始戒烟了，并提醒他们监督自己戒烟；二是避免在郁闷或无聊时独处而想吸烟。可增加户外活动，参加体育运动，培养新的兴趣爱好，学习舞蹈、琴棋书画、看书等，这样有助于自控力差的人戒烟。

　　对于对烟草依赖成瘾的吸烟者，除了借助以上两种方法，建议看戒烟门诊，在医生的帮助下制订药物干预、行为干预等个体化戒烟方案（图6-25）。

　　此外，中医干预在治疗尼古丁依赖方面也存在一定的优势和疗效，如针刺戒烟法、耳穴贴压戒烟法、穴位埋线法和中药戒烟贴。

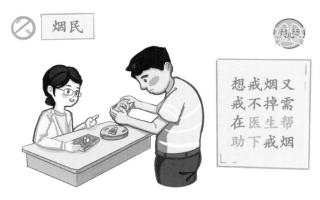

图 6-25　可求助医生协助戒烟

（张建勇）

20. 吸烟很多年，再戒烟是否晚了

吸烟是引起慢阻肺的主要原因。烟草烟雾中的焦油、尼古丁、氢氰酸等多种化学物质会对气道和肺造成不可逆的损伤，轻则反复引发咽炎、气管炎，重则导致慢阻肺、肺癌。吸烟时间越长，这种毒性危害也就越大。但吸烟者往往存在认识误区，认为"慢阻肺是老年病，不用急着找医生，等到症状明显了再看也不迟""长期吸烟的人出现咳嗽、咳痰是理所当然的""慢阻肺可以根治或无药可救""已经抽了许多年烟了，要出问题早就出问题了""反正已经患上慢阻肺了，戒不戒烟也无所谓了"……这些片面的观点往往导致患者延误诊治。

罹患慢阻肺后，患者的肺功能会呈逐渐下降的趋势，但是吸烟者的肺功能下降速度会更快，吸烟者会更早、更大概率地出现残疾和死亡的情况。戒烟虽然不能逆转肺功能下降，但戒烟后肺功能下降的速度会减慢，致残和死亡的风险也会下降。研究显示，45 岁开始戒烟者及 65 岁开始戒烟者肺功能的下降放缓，致残和死亡概率下降、出现年龄延迟（图 6-26）。因此，越早戒烟获益越多。

吸烟除了与慢阻肺、肺癌、肺部感染等呼吸系统疾病直接相关，还可能诱发或加重冠状动脉粥样硬化性心脏病、脑卒中、糖尿病、肿瘤等。吸烟者的吸烟量越大、吸烟年限越长，上述疾病的发生风险越高。戒烟的益处立竿见影，不管什么时候戒烟都不晚。研究表明，停止吸烟 2 周至 12 周，循环功能与肺功能均会改善；停止吸烟 1 个月至 9 个月，咳喘症状减轻；停止吸烟 5 年至 15 年，脑卒中风险会降低至非吸烟者的水平；停止吸烟 10 年后，肺癌死亡风险较吸烟者降低 50%；停止吸烟 15 年后，罹患冠心病的风险降

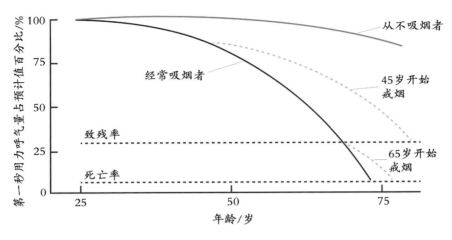

图 6-26　不同吸烟情况人群肺功能进展情况

至非吸烟者水平。

　　吸烟不仅会伤害吸烟者本人，还会影响其家人和身边朋友的健康。暴露于二手烟的非吸烟者，罹患肺癌、糖尿病的风险增加。二手烟也会导致孩子的肺功能下降，罹患哮喘、感染的概率增加。因此，戒烟什么时候开始都不迟，在任何年龄段戒烟都可获益（图6-27）。

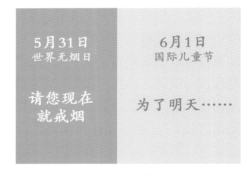

图 6-27　世界无烟日

（吴炜景）

21. 慢阻肺患者可以接种疫苗吗

　　慢阻肺患者机体抵抗力差，其受损的呼吸道黏膜与一般人群相比更容易感染病毒、细菌等病原微生物，进而导致原有慢阻肺的急性加重、合并肺炎或心脑血管等并发症，严重时可危及生命，给患者和家属带来巨大的疾病负担和经济负担。尤其是 65 岁以上患慢阻肺的老年人，感染风险更高。因此，预防感染对于慢阻肺患者来说是必要且有效的。多项研究表明，接种疫苗可以有效地减少慢阻肺患者的急性加重，减少并发症，并降低病死率。此外，疫苗接种的不良反应通常是轻微且短暂的，相对来说是安全的。因此，建议慢阻肺患者积极接种疫苗。

推荐慢阻肺患者接种的疫苗主要包括流感疫苗和肺炎疫苗，灭活疫苗甚至减毒活疫苗均可以接种（图6-28）。慢阻肺患者可以在冬春季节或者流感季节到来前，到正规医疗机构注射疫苗，这可以在一定程度上增强肺部抗病能力，保护肺功能，延缓慢阻肺的病情进展。

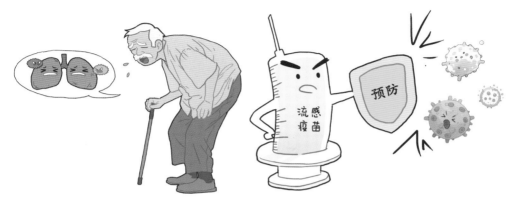

图 6-28　注射流感疫苗预防感染

还有其他疫苗也推荐慢阻肺患者接种，包括新冠疫苗、百白破疫苗和带状疱疹疫苗等，慢阻肺患者可根据专业医生的意见酌情接种。对于青春期未接种百白破疫苗的慢阻肺患者，建议补接种。鉴于慢阻肺患者机体抵抗力较差，接种带状疱疹疫苗有一定的保护作用，尤其是大于50岁的慢阻肺患者可接种。

【医生提示】

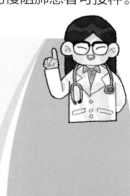

慢阻肺患者接种疫苗是有益的，也是相对安全的，但需要注意以下几点：

（1）接种疫苗需要到专业医疗机构。

（2）在疾病急性加重时，如原有症状加重或出现发热等症状，暂不要接种上述疫苗，可等到症状稳定后再接种。

（3）有疫苗过敏史的患者不建议接种；同时合并其他基础疾病的患者可到专业医疗机构咨询医生能否接种疫苗。

（4）疫苗接种后保护期不是永久的，需要根据疫苗的种类及医生的意见定期接种，比如，流感疫苗及肺炎疫苗均需要每年接种（图6-29）。

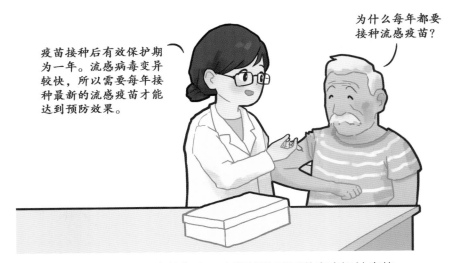

图 6-29　在医生的指导下定期接种呼吸道疾病相关疫苗

（李　峥）

22. 慢阻肺患者应该何时接种疫苗，有何注意事项

慢阻肺急性加重最常见的原因是呼吸道感染（病毒或细菌感染），尤其是在秋冬寒冷季节，或其他流行性呼吸道感染高发季节。为预防流感与肺炎等呼吸道感染，慢阻肺患者可以预防注射流感疫苗及肺炎球菌疫苗等，这样能减少慢阻肺急性加重和降低死亡风险。因此，对 65 岁以上的慢阻肺患者或肺功能较差者均推荐接种。

（1）**接种季节：**流感疫苗接种建议每年秋季 1 次，也可以接种 2 次（秋季及冬季各接种 1 次），或根据病毒流行季节及种类进行接种。

（2）**接种时机：**慢阻肺病情控制平稳，即咳嗽、气短症状无急性加重时，可以接种疫苗。慢阻肺急性加重期间，最好不要接种疫苗，这不仅会影响病情恢复，还可能导致病情加重，甚至会诱发其他并发症。患其他基础性疾病的患者也不应在发病时接种疫苗。

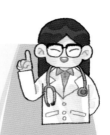

【医生提示】

疫苗接种的注意事项如下：

（1）慢阻肺患者多为老年人，在急性加重期，合并喘息加重、发热、急性感染等情况，建议暂缓接种，积极治疗后待慢阻肺稳定期再行接种。

（2）存在其他疫苗接种禁忌，如对疫苗过敏，既往发生过严重的疫苗过敏事件，合并癫痫、发热、急性疾病或其他未稳定控制的慢性病等情况，均不建议接种疫苗。

（3）接种前认真阅读知情同意书和疫苗说明书，接种前向医生如实汇报自身疾病情况、药物使用情况、过敏史等，积极配合医生进行必要的检查，如测量血压、血糖等。

（4）疫苗接种后按规定在接种医院留观半小时，观察是否出现不良反应，若出现过敏等不良反应可以得到及时处理。

（5）接种任何疫苗都有可能出现一些常见的一般反应（图6-30），如接种部位酸胀、红肿、疼痛、瘙痒等，极少数接种者因个体差异可能会出现发热、乏力、头痛、肌肉酸痛等，一般不需处理，2~3天后大多可自行恢复，若持续不适可到医院就医处理；

（6）疫苗接种前后注意戒烟、保暖，保持心情愉悦，避免合并其他感染。患者也不应在发病时接种疫苗。

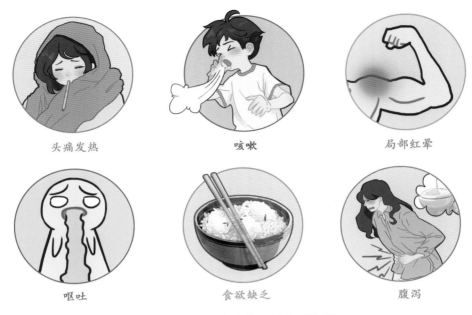

| 头痛发热 | 咳嗽 | 局部红晕 |
| 呕吐 | 食欲缺乏 | 腹泻 |

图 6-30　接种疫苗可能的副作用

（苏春芳）

23. 使用抗生素可以预防慢阻肺加重吗

使用抗生素可以预防慢阻肺加重。

导致慢阻肺急性加重的原因复杂，在各种因素中，呼吸道感染是慢阻肺急性加重的主要诱发因素，反复呼吸道感染可加速肺功能的下降，加速慢阻肺的疾病进程。

可诱发呼吸道感染的病原体主要包括细菌、病毒及非典型病原体，其中细菌占 40%~50%，病毒占 30%~40%，非典型病原体占 5%~10%（图 6-31）。

及时恰当使用抗生素可以减少感染、预防慢阻肺加重。抗生素可以杀灭微生物（细菌及非典型病原体）或者抑制其生长，使其不能再产生炎症，从而减少呼吸道感染，达到预防慢阻肺加重的效果（图 6-32）。

对于有抗生素应用指征的慢阻肺患者，2024 版慢阻肺全球倡议组织（GOLD）指南和 2023 版中国专家共识推荐慢阻肺急性加重患者口服或者静脉给药，对于稳定期患者是否长期用药尚存在争议。

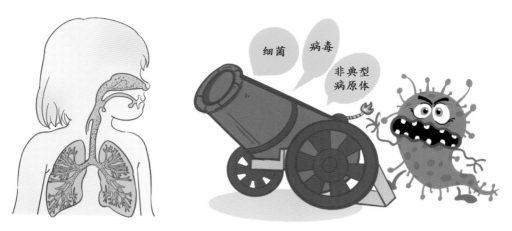

图 6-31　各种病原体可导致呼吸道感染

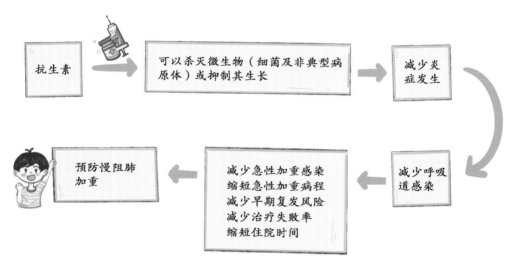

图 6-32　恰当使用抗生素的作用

　　慢阻肺急性加重患者出现以下任意一条就需要进行抗生素治疗（图6-33）：

（1）呼吸困难增加、痰量增多和脓性痰。

（2）呼吸困难加重伴有脓性痰。

（3）咳脓性痰伴有痰量增多。

（4）需要呼吸机治疗。

　　稳定期患者，经过治疗仍然有急性加重的患者（无论是否吸烟，既往吸烟者首选），可以在医生指导下长期口服小剂量大环内酯类抗生素，如阿奇霉素，但是要注意可能出现细菌耐药及药物相关副作用的问题。

199

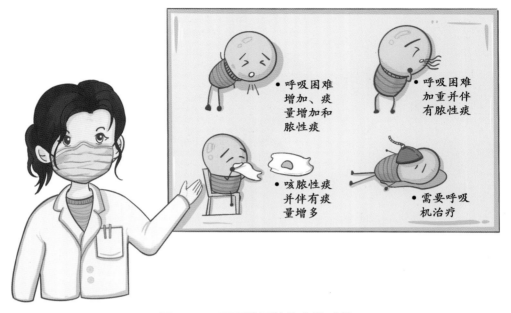

图 6-33　需要使用抗生素的时机

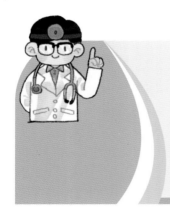

【医生提示】

　　为了避免细菌耐药及药物副作用，防止药物滥用，慢阻肺患者是否应用抗生素一定要到医院由医生进行评估，医生会根据个体化的差异制订用药方案，并定期监测，患者绝不能自己在家轻易用药。

（李　颖）

24. 激素可以预防慢阻肺加重吗

　　慢阻肺急性加重是指 14 天内以呼吸困难和 / 或咳嗽、咳痰增加为特征的事件，可伴有呼吸急促和 / 或心动过速，通常与感染、空气污染或其他气道损伤因素引起的局部和全身炎症增加有关。慢阻肺急性加重导致的死亡已成为我国乃至全球第三大致死病因，给家庭及社会带来沉重的经济负担。因此，有效预防慢阻肺急性加重具有现实意义。在药物治疗方面，糖皮质激素（简称激素）常常被关注（图 6-34），很多患者都关心这个问题：激素可以预防慢阻肺加重吗？

（1）以下情况下，使用激素可以预防慢阻肺的加重：

1）日常使用 1 种或 2 种长效支气管舒张剂时，仍有由病情急性加重导致入院或 1 年内有 ≥2 次中度急性发作事件（咳嗽、咳痰较前明显加重）且存在重度或以上气流受限者，同时血常规检查嗜酸性粒细胞计数 >300×10^6/L，这时医生会建议在稳定期的治疗中使用含激素的

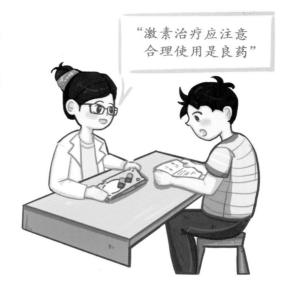

"激素治疗应注意 合理使用是良药"

图 6-34　合理使用糖皮质激素

吸入性两联药（如布地奈德 / 福莫特罗或沙美特罗 / 丙酸氟替卡松）或三联药〔如布地格福吸入气雾剂（布地奈德 + 格隆溴铵 + 富马酸福莫特罗）或氟替美维吸入粉雾剂（糠酸氟替卡松 + 乌美溴铵 + 三苯乙酸维兰特罗）〕，其中布地奈德、丙酸氟替卡松、糠酸氟替卡松均为激素，这样的治疗方案可以更好地改善慢阻肺患者的肺功能和健康状况，减少急性加重次数及降低死亡风险。

2）重度和极重度的稳定期慢阻肺患者，长期吸入激素 +β$_2$ 肾上腺素受体激动剂复合制剂（如布地奈德福莫特罗粉吸入剂或沙美特罗替卡松吸入粉雾剂）可以预防慢阻肺急性加重。

（2）以下情况不建议使用激素： 稳定期的慢阻肺患者长期应用单一的吸入性激素对病死率没有改善，且不能改善肺功能中的第一秒用力呼气量（FEV$_1$）的降低，且增加了副作用的发生（如口腔念珠菌感染及咽喉部不适等），也就是说稳定期的慢阻肺患者无须使用激素。因此，不推荐稳定期的慢阻肺患者使用单一剂型的吸入性糖皮质激素，更不推荐口服或静脉滴注。

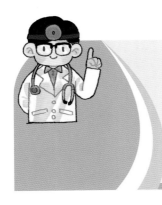

【医生提示】

　　激素的使用一定要咨询专业医生，由医生根据患者急性加重的病史（严重程度、发生次数）、血嗜酸性粒细胞的水平、肺炎的风险等进行评估，从而判断是否能从中获益。

（李　丽）

25. 慢阻肺患者什么时间运动较好

　　运动可以防止慢阻肺患者身体功能下降，从而减缓症状，改善预后，是慢阻肺患者重要的辅助性治疗措施。虽然俗话说"一日之计在于晨"，但这句话对慢阻肺患者的运动来说并不完全适用。那么，到底什么时间才是最佳的运动时间呢？

　　（1）早上的时间是不是最佳锻炼时间：每天的温度、湿度相对而言都是晨起最低，特别是进入秋冬季，早晨空气中的温度、湿度会明显降低，由于昼夜温差的加大，晨起体感会很凉，而慢阻肺患者很多是合并有心脑血管疾病的，像高血压、缺血性心脏病、心律失常、外周血管疾病等，天气一凉，会刺激血管收缩，使血管变得更细，很容易引起心脑血管供血不足等意外。所以，晨练不宜过早，最好能调整安排到午后 2—3 点的时间进行运动。不过，晨起还是可以适当活动的，比如可居家做一些简单的伸展活动及呼吸锻炼。中午吃完饭后 1~2 小时，下午 2—3 点的时候，这个时候阳光最足，温度适宜，空气质量也比较好，比较适合大家户外运动。但如果秋冬季节天气恶劣，如大风降温、雾霾等天气的时候最好还是转为居家锻炼，避免受寒或者感染。

　　（2）如何根据慢阻肺患者的症状安排运动时间（图 6-35）：慢阻肺五大症状分别是气短或呼吸困难、咳嗽、咳痰、胸闷、喘憋。慢阻肺全天症状具有波动性，临床上把慢阻肺一天的症状特征根据时间段分为晨间症状、日间症状和夜间症状三种症状。晨间症状定义为早晨刚醒来时到开始白天生活的 1~2 小时出现的症状。有研究表明，早晨是慢阻肺患者症状最严重的时间，且晨间症状会对患者的健康状况、日常生活能力产生一定的影响。

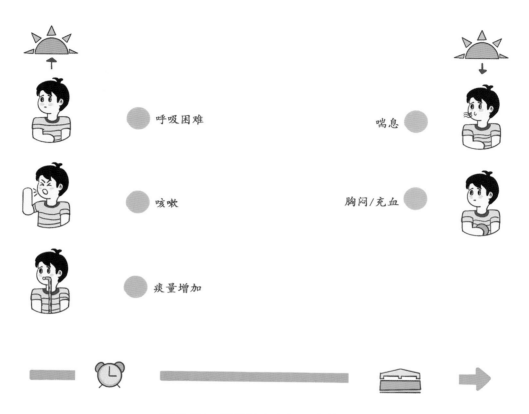

图 6-35　慢阻肺患者每日症状变化

早上醒来后最严重的症状是咳嗽（57%）、气促气短或呼吸困难（46%）和咳痰（43%），到了晚上睡觉时这三大症状会轻一些，而胸闷、喘憋在早上醒来后会轻一点，到晚上睡觉时会重一点。因而，从症状的波动性考虑，每天白天是最佳的运动时间，当然慢阻肺患者可以根据个人症状的情况适当进行时间的调整。这里要提醒大家的是，临床用于治疗慢阻肺的长效支气管舒张剂起效时间长达 24 小时以上，可以改善早期且持续的每日症状，建议慢阻肺患者确保吸入包含长效支气管舒张剂的慢阻肺的药物后再进行运动。

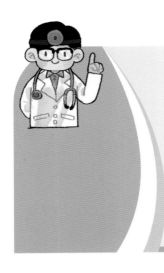

【医生提示】

如果在运动锻炼时发生以下情况要立即停止运动并向医生求助：头晕、明显胸痛、呼吸困难、过度喘气、咯血以及恶心等。如果身体发生不适但却没有上述症状，可进行轻量运动，比如减速步行，要确保在身体耐受的情况下进行运动，还可坐位进行轻度训练，也可做柔韧性的牵拉训练，但都要注意保证休息。

（吴晓虹）

26. 慢阻肺患者吃药前运动好还是吃药后运动好

对于慢阻肺患者而言，运动训练有助于提高整体功能，增加运动耐力，提高生活质量，减轻限制患者活动的症状，减少医疗费用，提高患者参与日常生活和社会生活的能力。越来越多的证据表明，有氧运动如散步、慢跑、太极拳、高尔夫、骑自行车等，可以降低气道高反应，缓解炎症，减少慢阻肺急性加重。但运动时耗氧量增加，呼吸负荷增加，使通气受限、气道高反应患者易出现呼吸困难、咳嗽、血氧饱和度下降等，这成为患者运动训练中面临的挑战。

约 70% 的慢阻肺患者运动时会出现血氧饱和度下降或呼吸困难，导致患者对运动"瞻前顾后""望而却步"。正确地指导用药可减轻患者顾虑，使"用药"与"运动"相辅相成，其中用药时机尤为重要。多项研究表明，在运动前应用支气管舒张剂可减轻运动中气道阻力，降低气道高反应性，有效预防运动中支气管痉挛的发生，让患者"有备无患"，安心训练。

稳定期慢阻肺患者用药主要分为吸入用药及口服用药。

（1）吸入用药：药物通过呼吸道直接进入肺泡，由肺泡表面吸收，吸收迅速。短效吸入剂多在数分钟内起效，15~30 分钟达到峰值，长效吸入剂起效稍慢，但持续时间较长，可维持 12~24 小时，且吸入剂较静脉及口服用药全身不良反应少，因此推荐慢阻肺患者在运动训练前 30~60 分钟吸入支气管舒张剂。

（2）**口服用药：** 药物在服用后，一般需要经过 30~60 分钟才能被胃肠溶解，再被肠壁血管所吸收，然后由血液将药物有效成分输送到全身各处发挥作用（图 6-36）。如服药后马上运动，血液就会大量流向四肢等运动部位，使胃肠内脏中的血流量相对减少，导致输送药物的血液随之减少，从而导致药物吸收减慢或吸收不彻底，以致药物作用大打折扣。故最好服药 1 小时后再参加运动。

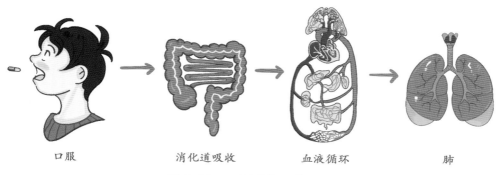

口服　　　　消化道吸收　　　　血液循环　　　　肺

图 6-36　口服药物吸收过程

慢阻肺患者运动训练须充分考虑安全性，注意循序渐进，并时刻注意呼吸的频率及节奏，避免强度较大的剧烈运动，如运动中出现呼吸困难、咳嗽或乏力超出正常程度，应立即终止训练，如休息仍不能缓解，可吸入短效 β$_2$ 肾上腺素受体激动剂（如沙丁胺醇）。因此，对于肺功能较差患者，建议随身携带缓解药物，如吸入速效支气管舒张剂。

（董　蕾）

27. 日常活动如何节省体力

日常生活活动是一个人为了满足日常生活的需要每天进行的必要活动，包含基础性日常生活活动和工具性日常生活活动，如洗漱穿衣、转移行走、家务处理、办公休闲等，这些都需要身体消耗能量。使用呼吸协调的节能技术、适当的身体力学技术、生活工作小妙招将有助于缓解呼吸困难，增强慢阻肺患者应对日常生活活动的能力，提高独立能力。

（1）**活动时适当呼吸：** ①在任何体力消耗时要呼气（不要屏住呼吸）；②双臂向上抬起或躯干伸展时吸气；③放下手臂时呼气，躯干弯曲时呼气（图 6-37）。

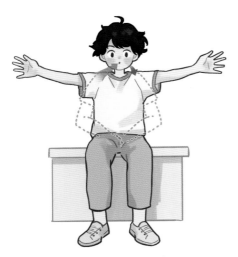

图 6-37　活动时适当呼吸

（2）合理运用力学技术：①在运动中使用最强壮的肌肉群；②搬运物品时，保持身体靠近，采取弯曲膝盖的方式来减轻腰部的负荷；③经常搬动的物品下方加装轮子，通过推拉方式进行物品移动；④上下楼梯时注意全足着地，可借助扶手支撑，每级台阶之间至少停留 1 秒以调整呼吸（图 6-38）。

（3）家务劳动小妙招：①做饭时调整节奏，不要慌乱；②使用微波炉或蒸锅可以快速烹饪；③购买小容量物品，如果汁、牛奶等；④购买抗皱织物制成的衣服，以减少熨烫。

（4）职场工作小妙招：①创造舒适的工作环境，尽可能坐位，减少频繁移动；②设置合适的桌椅高度以利于保持良好的姿势，减少举臂；③养成劳逸结合习惯，将任务分解为几个步骤，中间适当休息；④确定活动优先级别，取消不必要活动。

（5）合理安排：①养成规律的日常生活活动习惯；②提前计划好一天，调整节奏，避免仓促；③保证每天 6~8 小时的睡眠时间；④有计划休息，在疲劳前休息。

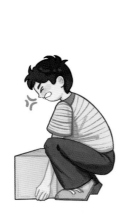
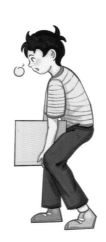
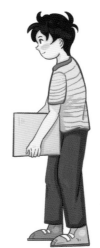

图 6-38　合理运用力学技术

（6）**情绪管理：**①学习使用正念和冥想等方法调整自己的情绪；②焦虑的时候利用活动分散注意力；③睡前避免安排紧张的任务，以提高睡眠质量。

（7）**其他：**①温度：适宜的环境温度为18~26℃，在炎热天气注意保持阴凉并减少任务安排；在寒冷天气注意保暖并减少活动；②将体重保持在正常范围内，超重会让心肺负荷增加，体重过轻是营养不良的警示信号。

（杨天祎）

28. 慢阻肺患者合并其他疾病，药物治疗冲突吗

很多患者或者家属认为"慢阻肺"顾名思义为肺部疾病，再加上既往对于"慢阻肺"有不少误称为"老慢支""肺气肿"，因此不少患者会将疾病诊治的重点放在了"肺"和"支气管"上。其实慢阻肺可以合并其他多个系统的疾病，因为慢阻肺的病因——香烟、其他有毒有害颗粒和粉尘也能导致全身其他系统疾病，如最常见的冠心病、脑中风等；另一方面，慢阻肺患者往往为老年人，因此患者也容易出现其他衰老相关的疾病。既然慢阻肺患者有这么多可能的合并疾病，这些疾病的药物治疗与慢阻肺的治疗是否冲突？治疗上有需要注意的地方吗？我们从以下几点来进行回答。

（1）慢阻肺的治疗和其他合并疾病的治疗是相辅相成的，二者不可或缺。积极治疗慢阻肺可能有助于改善全身的炎症反应，从而缓解其他系统疾病的恶化。全身其他疾病的治疗，同理也可以减少慢阻肺患者的急性加重，提供更优的全身状态，使患者积极投入慢性病管理及康复。

（2）部分心血管疾病药物可能导致少数慢阻肺患者症状反复，患者须与心血管专科医生沟通，告知患有慢阻肺，请医生选择其他无相应副作用的治疗方案。交感神经兴奋可松弛支气管平滑肌，因此部分交感神经受体阻滞剂可能引起支气管平滑肌痉挛，诱发慢阻肺加重。而心血管系统疾病的治疗药物中就包含交感神经受体阻滞剂，那么，是否所有的交感神经受体阻滞剂均不能在慢阻肺患者中使用呢？答案是否定的，因为控制支气管平滑肌的交感神经受体主要为 β_2 受体，因此告知心血管专科医生本人的慢阻肺病史，避开非选择性的 β 肾上腺素受体阻滞剂（如普萘洛尔等），改成其他选择性 β_1 受体阻滞剂（如美托洛尔、比索洛尔等），可避免相应副作用发生。

（3）部分慢阻肺治疗药物可能导致少数患者其他系统疾病加重，患者

在诊疗过程中须与呼吸专科医生沟通，告知所有合并疾病，利于医生选择无相应副作用的治疗方案。吸入药物是慢阻肺治疗的主要手段，其中抗胆碱药（如噻托溴铵、格隆溴铵等）是主要成分，但在部分前列腺增生或青光眼患者中使用该药物可能导致疾病加重。因此慢阻肺患者就诊呼吸专科时，须详细告知原有疾病，便于吸入药物选择，避免副作用。

（曾慧卉）

29. 哪些因素可以使慢阻肺症状加重，如何预防

慢阻肺分为急性加重期和稳定期。慢阻肺急性加重是患者死亡与疾病进展的主要诱因，因此慢阻肺患者应该严密监测症状变化，及时识别急性加重期，尽快采取相关措施。

（1）慢阻肺患者如何在家里识别是否有急性加重：出现以下症状之一：①咳嗽、咳痰明显增多，黄痰或脓痰；②气短、呼吸困难明显加重；③伴随发热；④通过家庭治疗、自我保健、氧疗或者使用支气管舒张剂症状不能改善。

（2）哪些因素可使慢阻肺急性加重：①呼吸道感染；②吸烟；③空气污染；④不规律用药，随意停药或减量；⑤劳累或者运动量过大；⑥慢性基础疾病没有控制好，如心力衰竭等。

（3）慢阻肺急性加重的危害：慢阻肺急性加重可带来非常严重的后果，如肺功能、心功能持续下降，部分患者还可以出现相应的并发症，如心力衰竭、肺栓塞等。

（4）如何预防慢阻肺急性加重：慢阻肺急性加重危害极大，因此预防急性加重非常关键，具体方法包括减少危险因素、坚持规范吸入治疗、加强营养、接种疫苗、家庭氧疗、呼吸锻炼（图 6-39）。

减少危险因素接触　坚持规范吸入治疗　加强营养　接种疫苗　家庭氧疗　呼吸锻炼

图 6-39　预防慢阻肺急性加重

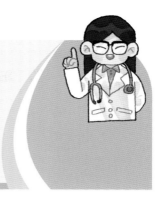

【医生提示】

　　在安静状态下即有严重低氧血症的慢阻肺患者，由医生制订个体化氧疗方案：使用制氧机、无创呼吸机、经鼻高流量等家庭氧疗，使血氧达到 90% 以上。

（侯爱华）

附　录

附录 1　慢阻肺的吸入药物、吸入装置清单

1. 常见吸入药物

药物类型			药物名称（成分）
吸入性糖皮质激素			倍氯米松
			布地奈德
			氟替卡松
			环索奈德
吸入性支气管舒张剂	肾上腺素受体激动剂	长效 β₂ 肾上腺素受体激动剂（LABA）	福莫特罗
			茚达特罗
			奥达特罗
			沙美特罗
			维兰特罗
		短效 β₂ 肾上腺素受体激动剂（SABA）	左旋沙丁胺醇
			沙丁胺醇
			特布他林
	抗胆碱药	长效抗胆碱药（LAMA）	噻托溴铵
			乌美溴铵
			格隆溴铵
			阿地溴铵
		短效抗胆碱药（SAMA）	异丙托溴铵
二联吸入药物	LABA+ICS		倍氯米松 / 福莫特罗
			布地奈德 / 福莫特罗
			莫米松 / 茚达特罗
			氟替卡松 / 沙美特罗
			氟替卡松 / 维兰特罗

续表

药物类型		药物名称（成分）
二联吸入药物	LABA+LAMA	福莫特罗 / 格隆溴铵
		茚达特罗 / 格隆溴铵
		维兰特罗 / 乌美溴铵
		奥达特罗 / 噻托溴铵
三联吸入药物	LABA+LAMA+ICS	氟替卡松 / 乌美溴铵 / 维兰特罗
		倍氯米松 / 福莫特罗 / 格隆溴铵
		布地奈德 / 福莫特罗 / 格隆溴铵

2. 常见吸入装置

装置类型	常用装置	肺部沉积率 /%	吸气流速 /（L·min⁻¹）	手口协同操作要求
压力定量气雾器（pMDI）	传统 pMDI：溶液型和混悬型	9~20	10~30	高
	新型 pMDI：共悬浮技术	38~48	10~30	高
	pMDI+ 储雾罐	10~44	10~30	低
干粉吸入器（DPI）	单剂量：胶囊型	10~28	20~60	低
	多剂量：储库型和囊泡型			
软雾吸入器（SMI）		45~52	10~30	低

3. 常见吸入装置使用方式

（1）加压定量气雾吸入器（pMDI）：①开盖；②摇晃；③呼气（充分）；④先吸再按：手持气雾器，嘴唇合拢含住吸嘴；在开始缓慢且平稳吸气后立即按压药罐底部，并继续吸气 3~4 秒；⑤憋气（10 秒）；⑥呼气（缓慢）；⑦扣盖。

（2）干粉吸入装置（DPI）：①旋松并拔出瓶盖；②拿直装置，摁住红色旋柄部分和都保中间部分，向某一方向旋转到底，再向其反方向旋转到底，即完成一次装药，在此过程中会听到一次咔嗒声；③尽可能充分呼气；④快速用力呼气；⑤在停止吸气后，将吸嘴移开嘴唇，尽可能地屏气 10 秒；⑥缓慢呼气；⑦关闭装置。

（3）干粉吸入装置（DPI）——准纳器：①用一手握住外壳，另一手的大拇指放在拇指柄上向外推动拇指直至完全打开；②向外推滑动杆，直至发出咔嗒声；③尽可能充分呼气；④快速用力吸气；⑤在停止吸气后，将吸嘴移开嘴唇，尽可能地屏气 10 秒，之后缓慢呼气；⑥关闭滑动杆；⑦关闭装置。

（4）干粉吸入装置（DPI）——易纳器：①打开防尘帽直至听到咔嗒声；②尽可能充分呼气；③快速用力吸气；④在停止吸气后，将吸嘴移开嘴唇，尽可能地屏气 10s；⑤缓慢呼气；⑥关闭装置。

（5）软雾吸入装置（SMI）：①将透明底座按照图标箭头指示方向旋转半周直至听到咔嗒声；②完全打开防尘帽；③尽可能充分呼气；④将装置指向咽喉后部，按压给药按钮并缓慢尽可能长时间吸气；⑤在停止吸气后，将吸嘴移开嘴唇，尽可能地屏气 10 秒；⑥缓慢呼气；⑦关闭防尘帽。

（唐星瑶）

附录 2　慢阻肺常用口服药列表

药物分类	药物名称	适应证	药物用法和常用剂量	药物使用注意事项
β₂肾上腺素受体激动剂	硫酸沙丁胺醇片	用于支气管哮喘或喘息型支气管炎等伴有支气管痉挛等的呼吸道疾病	口服：成人一次2.4~4.8mg（1~2片），一日3次	不良反应：躯体震颤、头痛、心律失常、恶心、心悸、失眠、低钾血症
	硫酸特布他林片	平喘药，适用于支气管哮喘、慢性支气管炎、肺气肿和其他伴有支气管痉挛的肺部疾病	口服：开始1~2周，成人一次1.25mg（半片），一日2~3次，以后可加至一次2.5mg（1片），一日3次	不良反应：震颤、头痛、恶心、强直性痉挛、低钾血症、心动过速和心悸；甲状腺功能亢进、心病、高血压、糖尿病患者慎用；大剂量应用可使有癫痫病史的患者发生酮症酸中毒
	丙卡特罗	用于防治支气管哮喘、喘息性支气管炎和慢性阻塞性肺疾病所致的喘息症状	口服：成人一次50μg，一日1次，睡前口服；或一次25μg，一日2次，早晨及睡前各1次	不良反应：心悸、心律失常、面部潮红、失眠、头痛、眩晕、耳鸣、肌肉颤动、恶心或胃不适、口渴、鼻塞、疲倦、皮疹
茶碱	氨茶碱片	适用于支气管哮喘、喘息性支气管炎、阻塞性肺气肿等缓解喘息症状，也可用于心源性肺水肿引起的哮喘	口服，成人一次0.1~0.2g，一日0.3~0.6g；极量：一次0.5g，一日1g	早期多见的不良反应有恶心、呕吐、易激动、失眠；药物浓度过高可出现心律失常、甚至发热、失水、惊厥，呼吸心跳骤停（使用过程须严格遵循不起量原则）

药物分类	药物名称	适应证	药物用法和常用剂量	药物使用注意事项
茶碱	二羟丙茶碱片	适用于支气管哮喘、喘息性支气管炎等伴有喘息症状的疾病	成人一次0.1~0.2g（0.5~1片），一日3次	不良反应可有头痛、失眠、心悸、恶心和呕吐等胃肠道症状，但较氨茶碱刺激性小，过量时有中枢兴奋、心律失常、肌肉颤动或癫痫等
	多索茶碱片	适用于支气管哮喘、喘息性慢性支气管炎及其他支气管痉挛引起的呼吸困难	成人一次0.2~0.4g，一日2次，饭前或饭后3小时服用	不良反应：心悸、窦性心动过速、上腹部不适、食欲缺乏、恶心、呕吐、兴奋、失眠等症状
口服糖皮质激素	泼尼松片 甲泼尼龙片 地塞米松片	适用于慢阻肺急性加重期管理，在稳定期不推荐长期持续使用，若需使用应在医生指导下调整剂量及疗程	依据体重（kg）以及疾病所需疗程进行剂量测算（建议在医生指导下使用）	不良反应：下丘脑-垂体-肾上腺轴功能减退；体重增加、多毛症、痤疮、血压及眼压升高、水钠潴留；可引起低钾血症，兴奋；胃肠溃疡甚至出血穿孔、骨质疏松、伤口愈合不良、类固醇肌病，感染等
祛痰药	氨溴索胶囊	用于急慢性呼吸道疾病、支气管分泌异常等的治疗	一日3次，一次30mg	不良反应较少，仅少数患者出现轻微的胃肠道反应如胃部不适、胃痛、腹泻等
	乙酰半胱氨酸片/乙酰半胱氨酸颗粒	用于分泌大量稠黏痰液的慢阻肺、慢性支气管炎、肺气肿等慢性呼吸道感染的祛痰治疗	一次0.6g，一日2~3次	口服偶尔发生恶心、呕吐、上腹部不适、腹泻、咳嗽等不良反应，一般减量或停药即缓解；罕见皮疹和支气管痉挛等过敏反应

药物分类	药物名称	适应证	药物用法和常用剂量	药物使用注意事项
抗生素	青霉素类：常用的有青霉素、氨苄西林、阿莫西林等，适用于呼吸道、泌尿生殖道感染等	慢阻肺急性加重期针对抗生素应用需在评估验性治疗基础上进行个体化方案选择；避免滥用或乱用抗生素导致疗效减弱或诱导耐药	遵医嘱	详见各类抗生素使用说明书
	头孢菌素类：可分为五代，常见的有头孢唑林、头孢拉定等，适用于呼吸道和泌尿道感染			
	新型β-内酰胺类：有美罗培南等，适用于全身各处的感染，剂量偏高时可引起不良反应			
	氨基糖苷类：有庆大霉素、妥布霉素、奈替米星等，适用于下呼吸道、泌尿道、肠道感染等			
	大环内酯类：主要有红霉素、罗红霉素、阿奇霉素等，适用于呼吸道、皮肤软组织感染			

续表

药物分类	药物名称	适应证	药物用法和常用剂量	药物使用注意事项
抗生素	林可霉素类：常见的有林可霉素和克林霉素，对厌氧菌感染效果较好	慢阻肺急性加重期针对抗生素应用需在经验性治疗基础上评估病情，	遵医嘱	详见各类抗生素使用说明书
	喹诺酮类：主要有诺氟沙星、环丙沙星、氧氟沙星、左氧氟沙星等，主要用于肠道感染与尿路感染	进行个体化方案选择；避免滥用或乱用抗生素导致疗效减弱或诱导耐药		
镇咳药	中枢性镇咳药：代表药物有可待因、右美沙芬、喷托维林	直接抑制延髓中枢而产生镇咳作用，又分为依赖性和非依赖性镇咳药		详见药物说明书
	外周性镇咳药：代表药物有那可丁、苯丙哌林	通过抑制咳嗽反射弧中的感受器、传入神经、传出神经及效应器中的任意环节而起到镇咳作用		详见药物说明书
	复方制剂：代表药物有愈美片、复方甘草口服液等	包含镇咳、祛痰、抗组胺等药物的复方制剂，临床应用较多		详见药物说明书

注意：任何药物使用应在专业医生或药师指导下进行，药物使用期间须观察是否出现不良反应或药物过敏，一旦发生药物过敏须及时救治，规范、足疗程用药是疗效及安全性的重要保证。

（戴枥滂）